Samengesteld door
dr. J.W.P.M. Overdiek
Y. Jehee-Molleman

Synoniemen van geneesmiddelnamen

Samengesteld door
dr. J.W.P.M. Overdiek
Y. Jehee-Molleman

Synoniemen van geneesmiddelnamen

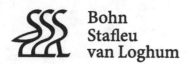

Bohn
Stafleu
van Loghum

Houten, 2016

Eerste druk, Uitgeverij Bunge, Utrecht 1997
Eerste druk, tweede oplage, Elsevier/Bunge, Maarssen 1998
Tweede en derde herziene druk, eerste en tweede oplage Elsevier gezondheids-
zorg, Maarssen 2001, 2004 en 2006
Vierde druk, Elsevier gezondheidszorg, Maarssen 2006
Vierde druk, tweede oplage Elsevier gezondheidszorg, Amsterdam 2010
Vijfde (ongewijzigde) druk, Bohn Stafleu van Loghum, Houten 2016

ISBN 978-90-368-1500-0   ISBN 978-90-368-1501-7 (eBook)
DOI 10.1007/978-90-368-1501-7

Samensteller(s) en uitgever zijn zich volledig bewust van hun taak een be-
trouwbare uitgave te verzorgen. Niettemin kunnen zij geen aansprakelijkheid
aanvaarden voor drukfouten en andere onjuistheden die eventueel in deze
uitgave voorkomen.

NUR 879
Omslagontwerp: Martin Majoor, Arnhem

Bohn Stafleu van Loghum
Het Spoor 2
Postbus 246
3990 GA Houten

www.bsl.nl

Woord vooraf

Een geneesmiddel kan onder meer namen bekend zijn. Altijd is er sprake van een stofnaam, die het farmacologisch actieve bestanddeel van het geneesmiddel aanduidt. Daarnaast is er meestal ook een merknaam, die aangeeft onder welke naam het geneesmiddel in de handel verkrijgbaar is. Ten slotte zijn er nog afkortingen of andere benamingen waarmee geneesmiddelen kunnen worden aangeduid.

Het doel van dit boek is tweeledig. Enerzijds kan worden opgezocht onder welke namen geneesmiddelen in Nederland bekend en/of verkrijgbaar zijn, anderzijds kan snel de werkzame-stofnaam (generieke naam) bij een merknaam (specialiténaam) worden opgezocht. Ook het omgekeerde is mogelijk.

Het boek is voortgekomen uit een door de Apotheek Haagse Ziekenhuizen (AHZ) uitgebracht boekwerkje (eerste uitgave 1969) waarin synoniemen waren opgenomen van geneesmiddelen die in de Haagse ziekenhuizen en verpleeghuizen werden gebruikt. Dit boekje was met name bedoeld voor verpleegkundigen, omdat zij vaak een vertaalslag moesten maken van de door de arts voorgeschreven geneesmiddelnaam naar de naam van het door de AHZ afgeleverde geneesmiddel.

In 1994 en 1996 werd het 'Synoniemenboekje' opnieuw uitgegeven en aangevuld met alle toen in Nederland verkrijgbare geneesmiddelen. Hierdoor werd het landelijk bruikbaar en ontving de apotheek verzoeken uit het hele land om het beschikbaar te stellen voor buiten het eigen verzorgingsgebied. Door de op de Nederlandse huisartsen gerichte campagne 'voorschrijven op stofnaam' werd bovendien de bruikbaarheid van het boek verhoogd. Dit leidde tot contacten met Wetenschappelijke uitgeverij Bunge, die resulteren in de voor u liggende professionele uitgave.

De auteurs menen dat dit boek nuttig kan zijn voor diverse disciplines in de gezondheidszorg. Artsen die op werkzame-stofnaam willen voorschrijven kunnen deze snel vinden. Tevens kunnen zij de werkzame bestanddelen van combinatiepreparaten eenvoudig opzoeken. Apothekers en apothekersassistenten kunnen het voor substitutiedoeleinden gebruiken. Hetzelfde geldt voor verpleegkundigen in de ziekenhuizen en verpleeghuizen die belast zijn met de geneesmiddelentoediening aan patiënten. Ook voor personen die geneesmiddelnamen juist willen spellen, zoals medisch secretaressen, doktersassistenten en journalisten, is dit boek geschikt.

Bij het samenstellen van deze uitgave is de uiterste zorgvuldigheid betracht. Voor eventuele opmerkingen en aanvullingen kunt u contact opnemen met de uitgever.

Den Haag, najaar 1997

dr. J.W.P.M. Overdiek
ziekenhuisapotheker, klinisch farmacoloog
Y. Jehee-Molleman
apothekersassistent

Bij de tweede druk

Sinds het verschijnen van de eerste druk zijn veel nieuwe geneesmiddelen op de Nederlandse markt geïntroduceerd. Daarnaast zijn er geneesmiddelen uit de handel gehaald.

In deze geheel herziene uitgave zijn voornoemde mutaties verwerkt, waardoor weer een geactualiseerd (t/m april 2001) overzicht beschikbaar is.

Den Haag, mei 2001

dr. J.W.P.M. Overdiek
ziekenhuisapotheker, klinisch farmacoloog
Y. Jehee-Molleman
apothekersassistent

Bij de derde druk

Uit het feit dat dit boekje inmiddels al aan een derde herziene druk toe is, leiden de auteurs verheugd af dat dit boekje een vaste plaats heeft verworven tussen de diverse medisch-farmaceutische handboeken.

Wederom zijn de mutaties die sinds het verschijnen van de laatste druk zijn opgetreden, verwerkt. Het is de auteurs daarbij opgevallen dat veel geneesmiddelen met een relatief oude merknaam uit de handel zijn genomen. Veelal zijn ze dan echter onder een andere naam nog wel verkrijgbaar.

De voorliggende druk is geactualiseerd tot juli 2004.

Den Haag, juli 2004

dr. J.W.P.M. Overdiek
ziekenhuisapotheker, klinisch farmacoloog
Y. Jehee-Molleman
apothekersassistent

Bij de vierde druk

Nog geen twee jaar na het verschijnen van de derde druk, is het aantal mutaties dusdanig groot dat een nieuwe druk noodzakelijk is. Deze druk is geactualiseerd tot april 2006.

Den Haag, mei 2006

dr. J.W.P.M. Overdiek
ziekenhuisapotheker, klinisch farmacoloog
Y. Jehee-Molleman
apothekersassistent

Handleiding

In alfabetische volgorde kan worden opgezocht onder welke namen geneesmiddelen in Nederland bekend en/of verkrijgbaar zijn. De werkzame-stofnaam (generieke naam) kan snel bij een merknaam (specialiténaam) worden opgezocht en omgekeerd.

- Achter de stofnaam in de linkerkolom worden alle synoniemen (inclusief merknamen en afkortingen) vermeld waaronder het geneesmiddel naar de praktijkervaring van de auteurs bekend kan zijn.
- Achter een merknaam, synoniem of afkorting in de linkerkolom wordt uitsluitend de stofnaam vermeld.
- Combinatiepreparaten zijn ook opgenomen. Hierdoor kunnen de werkzame bestanddelen, die van elkaar gescheiden zijn door een +-teken, worden opgezocht.
- De in Nederland geregistreerde merknamen zijn aangeduid met het symbool ®.
- Buitenlandse merknamen en in Nederland geregistreerde geneesmiddelen met meer dan drie werkzame bestanddelen zijn niet opgenomen.
- Producten die naast de merknaam ook onder de werkzame-stofnaam zijn geregistreerd, zijn eveneens aangeduid met het symbool ®. Ter verduidelijking is tussen haakjes achter deze naam de aanduiding stofnaam toegevoegd.

- De aanduiding stofnaam is ook toegevoegd bij synoniemen waarvan niet duidelijk is welk van de synoniemen de stofnaam is. Zo kan een arts die op stofnaam wil voorschrijven deze direct herkennen.
- De afkorting 'udh' staat voor uit de handel en wordt gebruikt om aan te geven dat het betreffende geneesmiddel onder deze naam niet meer in Nederland is geregistreerd en te verkrijgen.

Met nadruk wijzen de auteurs erop dat met dit boek geen informatie wordt verkregen over de beschikbare toedieningsvormen, inclusief farmaceutische formuleringseigenschappen, en doseersterkten van de vermelde geneesmiddelen.

Voorbeeld: Diazepam® *(stofnaam)*

Diazepam® is opgenomen met de synoniemen Diazemuls®, Stesolid® en Valium®. Niet vermeld wordt dat Diazemuls® uitsluitend in de handel is als injectievloeistof, Stesolid® als drank, injectievloeistof, klysma, tabletten en zetpillen, en Valium® als injectievloeistof en tabletten.

Achter Diazepam staat het symbool ®, omdat het ook onder deze naam is geregistreerd en door diverse fabrikanten als Diazepam (injectievloeistof en tabletten) wordt geleverd. Om aan te geven dat het hier tevens een stofnaam betreft, is dit ter verduidelijking toegevoegd.

Synoniemenlijst

Aafact®	factor VIII
aardnootolie	arachide-olie (*stofnaam*)
abacavir	Ziagen®
abacavir+lamivudine	Kivexa®
abacavir+zidovudine+lamivudine	Trizivir®
abciximab	ReoPro®
Abelcet® (lipidencomplex)	amfotericine B
Abilify®	aripiprazol
Abıplatın (udh)	cisplatine
Abrinac (udh)	pirenzepine
Absentol (udh)	trimethadion
acamprosaat	Campral®
acarbose	Glucobay®
Acarosan®	benzylbenzoaat
A.C.Cod.®	acetylsalicylzuur+coffeïne+codeïne
A.Cod. (udh)	acetylsalicylzuur+codeïne
Acebutolol® (*stofnaam*)	Prent (udh)
	Sectral®
acebutolol+hydrochloorthiazide	Secadrex (udh)
aceclidine	Glaucocare (udh)
	Glaucostat (udh)
aceclidine+epinefrine	Glaucofrin (udh)

acecloflenac

Acecor (udh)
Acellulair kinkhoestvaccin®
acenocoumarine
Acenocoumarol® (*stofnaam*)

Acenterine (udh)
Aceplus (udh)
acesulfaam+aspartaam
acesulfaam+cyclaminezuur+saccharine
acesulfaam+isomalt
acetaminophen
Acetazolamide® (*stofnaam*)

acetrizoïnezuur
acetylcholine
Acetylcysteïne® (*stofnaam*)

Aital (udh)
Biofenac®
temocapril
kinkhoestvaccin
acenocoumarol (*stofnaam*)
acenocoumarine
Sinthrome (udh)
Sintrom (udh)
acetylsalicylzuur
captopril+hydrochloorthiazide
Hermesetas New Taste (udh)
Natrena zoetjes®
Isofaam (udh)
paracetamol (*stofnaam*)
Diamox®
Glaupax (udh)
Vasurix-polyvidone (udh)
Miochol E® (voorheen Miochol)
Bisolbruis acetylcysteïne®
Bruistablet bij vastzittende hoest
     acetylcysteïne®
Cystamucil (udh)
Dampo Mucopect bij vastzittende hoest
     (udh)
Fluimucil®
Hoestil (udh)
Libronchin vastzittende hoest (udh)
M-Pectil (udh)
Mucocil (udh)
Mucomyst®
Pharcetil (udh)

acetylleucine	Tanganil (udh)
Acetylsalicylzuur® *(stofnaam)*	Acenterine (udh)
	acidum acetylsalicylicum
	Alka-Seltzer®
	Aspégic®
	Aspirine®
	Aspro®
	Bisolgripin acetylsalicylzuur
	Cardegic (udh)
	Rhonal (udh)
acetylsalicylzuur+ascorbinezuur	Aspirine C®
	Coldrex C (udh)
acetylsalicylzuur+ascorbinezuur+ fenylefrine	Coldrex (udh)
acetylsalicylzuur+codeïne	A.Cod. (udh)
acetylsalicylzuur+coffeïne+codeïne	A.C.Cod.®
	Dolviran N (udh)
acetylsalicylzuur+dipyridamol	Asasantin Retard®
acetylsalicylzuur+kinine	Kiespijnpoeders 'Meenk' (udh)
acetylsalicylzuur+metoclopramide	Migrafin®
acetylsalicylzuur+paracetamol	Chefarine®
acetylsalicylzuur+paracetamol+codeïne	A.Pa.Cod. (udh)
acetylsalicylzuur+paracetamol+coffeïne	APC®
	A.Pa.C.®
acetylsalicylzuur+thiamine	Grieppoeders 'Meenk' (udh)
Aciclovir® *(stofnaam)*	Acyclostad (udh)
	acyclovir
	Herpirax koortslipcrème (udh)
	Koortslipcrème aciclovir ®
	Previum (udh)
▶	Zinolium Aciclovir®

◀ Aciclovir® (*stofnaam*) — Zovirax®
Acid A vit® — tretinoïne
acidum acetylsalicylicum — acetylsalicylzuur (*stofnaam*)
acidum salicylicum — salicylzuur (*stofnaam*)
Aciflux (udh) — cimetidine+alginezuur
Acipen® — fenoxymethylpenicilline
acipimox — Nedios®
— Olbetam®
acitretine — Neotigason®
Aclosone (udh) — alclometason
Acnecare® — benzoylperoxide+miconazol
Acnecure (udh) — benzoylperoxide+miconazol
Acnidazil (udh) — benzoylperoxide+miconazol
Aconitumpreparaat+codeïne+creosoot — Kreosoti comp. CMN, Sirupus (udh)
acriflavine — Panflavin (udh)
acrivastine — Semprex®
ACTH — corticotropine (*stofnaam*)
Act-HIB® — Haemophilus-influenzae-B-vaccin
Actifen (udh) — ibuprofen
Actilyse® — alteplase
actinomycine D — dactinomycine (*stofnaam*)
Actisan-5L® — trocloseen
Activelle® — estradiol+norethisteron
Actokit® — risedroninezuur+calciumcarbonaat
Actonel® — risedroninezuur
Actos® — pioglitazon
Actraphane® — insuline, gewoon en isofaan
Actrapid® — insuline, gewoon
Acular® — ketorolac
Acuprel (udh) — quinapril
Acupril® — quinapril

Acupril I.V. (udh)	quinaprilaat
Acuzide®	quinapril+hydrochloorthiazide
Acyclostad (udh)	aciclovir
acyclovir	aciclovir (*stofnaam*)
Adalat®	nifedipine
adalimumab	Humira®
adapaleen	Differin®
adefovir	Hepsera®
Adenocor®	adenosine
Adenoscan®	adenosine
adenosine	Adenocor®
	Adenoscan®
adeps lanae	wolvet (*stofnaam*)
adeps suillus	reuzel (*stofnaam*)
ADH	vasopressine (*stofnaam*)
Adifax (udh)	dexfenfluramine
Adrenaline®	epinefrine
adrenocorticotroop hormoon	corticotropine (*stofnaam*)
Adreson (udh)	cortison
adriamycine	doxorubicine (*stofnaam*)
Adriblastina®	doxorubicine
Advate®	octocog alfa
Advil®	ibuprofen
Aerius®	desloratadine
Aerobec (udh)	beclometason
Aerodiol®	estradiol
Aerolin (udh)	salbutamol
Aeropax®	dimeticon
AErrane®	isofluraan
Aethoxysklerol®	polidocanol
Aflukin-C®	kinine+ascorbinezuur

Afluvit (udh)	paracetamol+ascorbinezuur+fenylefrine
agalsidase alfa	Replagal®
agalsidase beta	Fabrazyme®
Agarol (udh)	fenolftaleïne+paraffine
Agenerase®	amprenavir
Aggrastat®	tirofiban
Aggrippal (udh)	influenzavaccin
Agiolax®	Plantago ovatapreparaat+sennapreparaat
Airomir®	salbutamol
Aital (udh)	aceclofenac
ajmaline	Gilurytmal (udh)
	rauwolfine
Akineton®	biperideen
Aknemin (udh)	minocycline
Akne-mycin®	erytromycine
Akneroxid®	benzoylperoxide
alanylglutamine	Dipeptiven®
alatrofloxacine	Trovan IV (udh)
Albalon Liquifilm®	nafazoline
Albego (udh)	camazepam
albendazol	Eskazole®
Albicort (udh)	triamcinolonacetonide
Albicort compositum (udh)	triamcinolonacetonide+salicylzuur
Albucid (udh)	sulfacetamide
albumine	Albumine, humaan 'Baxter'®
	Cealb®
	Octalbine albumine®
Albumine, humaan 'Baxter'®	albumine
albumine-microsferen, gevuld met Perflutren	Optison®
Alcasedine nieuwe formule®	algeldraat+magnesiumtrisilicaat

alclofenac	Mirvan (udh)
alclometason	Aclosone (udh)
alcohol	ethanol (*stofnaam*)
alcohol+chloorhexidine	Dutiplast (udh)
alcohol+glutaral	Incidin Perfekt Spray®
alcohol+povidon-jood	Betadine alcohol®
alcohol+propanol	Mikrozid liquid®
	Softaman (udh)
Alcos-anal (udh), zie EpiAnal®	polidocanol+oleaatnatrium
alcuronium	Alloferin (udh)
Aldactone®	spironolacton
Aldara®	imiquimod
Aldecin (udh)	beclometason
aldesleukine	interleukine-2, recombinant
	Proleukin®
	TCGF
Aldomet®	methyldopa
Aldurazyme®	laronidase
alemtuzumab	MabCampath®
alendronaat	alendroninezuur (*stofnaam*)
Alendroninezuur® (*stofnaam*)	alendronaat
	Fosamax®
alendroninezuur+colecalciferol	Fosavance®
Aleudrin (udh)	isoprenaline
Aleve®	naproxen
Alexan®	cytarabine
Alfacalcidol® (*stofnaam*)	Eenalfadrie (udh)
	Etalpha®
	hydroxycolecalciferol, 1α-
Alfadil (udh)	doxazosine
alfentanil	Rapifen®

Alfuzosine® (*stofnaam*)	Urion®
	Uroxatral®
	Xatral®
Algeldraat® (*stofnaam*)	Algeldratum des-acidans (udh)
	Alucol (udh)
	aluminiumhydroxide, colloïdaal
algeldraat+magnesiumhydroxide	Antagel®
	Maalox®
	Muthesa N (udh)
	Regla pH suspensie (udh)
	Regla pH Nieuwe Formule®
algeldraat+magnesiumhydroxide+ dimeticon	Maalox Plus®
algeldraat+magnesiumoxide	Risp (udh)
algeldraat+magnesiumtrisilicaat	Alcasedine nieuwe formule®
	Gelusil (udh)
Algeldratum des-acidans (udh)	algeldraat
Algesal balsem (udh)	salicylzuur
Algesal forte®	salicylzuur+myrtecaïne
alginaat	alginezuur (*stofnaam*)
alginaatnatrium+kaliumwaterstof- carbonaat	Gaviscon Extra Sterk (udh)
alginaatnatrium+natriumwaterstof- carbonaat	Gaviscon anijs suspensie®
alginezuur	alginaat
	Algosteril vochtactief (udh)
	Stop Hemo (udh)
alginezuur+calciumcarbonaat+ magnesiumsubcarbonaat	Rennie Refluxine®
alginezuur+cimetidine	Aciflux®

alginezuur+natriumwaterstofcarbonaat	Gaviscon suspensie®
alglucerase	Ceredase (udh)
Algosteril vochtactief (udh)	alginezuur
alimemazine	Nedeltran®
Alimta®	pemetrexed
alitretinoïne	Panretin (udh)
Alival (udh)	nomifensine
alizapride	Litican®
Alka-Seltzer®	acetylsalicylzuur
Alkeran®	melfalan
Allerfre®	loratadine
Allerg-abak®	cromoglicinezuur
Allergin (udh)	terfenadine
Allergocrom®	cromoglicinezuur
Allergodil®	azelastine
Allervisc®	hyaluronzuur
Alloferin (udh)	alcuronium
Allopurinol® (*stofnaam*)	Apurin®
	Zyloric®
Alltracel (udh)	cellulose, geoxideerd
allylestrenol	Gestanon®
Almogran®	almotriptan
almotriptan	Almogran®
Alora	estradiol (*stofnaam*)
Alphacortison (udh)	hydrocortison+ureum
Alphadrate (udh)	ureum
Alphagan®	brimonidine
Alphosyl (udh)	koolteerpreparaat
Alprazolam® (*stofnaam*)	Xanax®
alprenolol	Aptine (udh)

alprostadil	Caverject®
	Muse®
	prostaglandine E1
	Prostin VR®
alteplase	Actilyse®
	rt-PA
	TPA
	t-PA
altretamine	Hexalen (udh)
	Hexastat (udh)
Alucet FNA	aluminiumacetotartraat
Alucol (udh)	algeldraat
Aluin FNA	aluminiumkaliumsulfaat (*stofnaam*)
Aluinstrooipoeder, samengesteld FNA	aluminiumkaliumsulfaat+salicylzuur
alumen	aluminiumkaliumsulfaat (*stofnaam*)
Aluminiumacetotartraat® (*stofnaam*)	Alucet FNA
	Euceta (udh)
aluminiumhydroxide, colloïdaal	algeldraat (*stofnaam*)
aluminiumhydroxidemagnesium- carbonaat	Regla pH tablet®
aluminiumhydroxidemagnesium- carbonaat+magnesiumhydroxide	Rigoletten (udh)
aluminiumkaliumsulfaat	Aluin FNA
	alumen
aluminiumkaliumsulfaat+zinkchloride	Kans gorgeldrank FNA
	Zinkchloride-aluin FNA
aluminiumsubacetaat (*stofnaam*)	Burows oplossing
Alupent (udh)	orciprenaline
Alvesco®	ciclesonide
Alvofact (udh)	colfosceril
Alyrane (udh)	enfluraan

amandelolie *(stofnaam)*	oleum amygdalae
amandelzuur *(stofnaam)*	calciumamygdalaat
amantadine	Symmetrel®
Amaryl®	glimepiride
AmBirix®	hepatitis-A-vaccin+hepatitis-B-vaccin
AmBisome® (liposomaal)	amfotericine B
amcinonide	Amicla (udh)
amfebutamon	bupropion *(stofnaam)*
amfetamine	Benzedrine (udh)
Amfipen (udh)	ampicilline
amfotericine B	Abelcet® (lipidencomplex)
	AmBisome® (liposomaal)
	Amphocil colloïdaal (udh)
	Fungizone®
Amias®	candesartan
Amicla (udh)	amcinonide
amidotrizoïnezuur	Angiografin (udh)
	Gastrografin®
	Urografin®
	Urovison (udh)
amifostine	Ethyol®
Amikacine® *(stofnaam)*	Amukin®
amiloride	Midamor (udh)
amiloride+furosemide	Elkin (udh)
Amiloride-Hydrochloorthiazide®	Amiloridum comp.®
(stofnaam)	Moduretic®
amiloride+hydrochloorthiazide+atenolol	Hykaten (udh)
amiloride+hydrochloorthiazide+timolol	Moducren (udh)
Amiloridum comp.®	amiloride+hydrochloorthiazide
aminoazijnzuur	glycine *(stofnaam)*
aminobenzoëzuur *(stofnaam)*	PABA

aminocapronzuur	Caprolest (udh)
	epsilon-aminocapronzuur
aminofenazon (*stofnaam*)	Pyramidon
aminofylline	theofylline (*stofnaam*)
aminoglutethimide	Orimeten® (artsenverklaring)
aminolevulinezuur	Levulan Kerastick (udh)
aminosalicylzuur, 5-	mesalazine (*stofnaam*)
Amiodaron® (*stofnaam*)	Cordarone®
Amitriptyline® (*stofnaam*)	Sarotex®
	Tryptizol®
Amitriptyline comp. (udh)	amitriptyline+chloordiazepoxide
amitriptyline+chloordiazepoxide	Amitriptyline comp. (udh)
	Limbitrol (udh)
amitriptyline+perfenazine	Mutabon (udh)
amlexanox	Miraftil®
Amlodipine® (*stofnaam*)	Norvasc®
Ammonaps (udh)	fenylbutyraat
ammoniumchloride+anijspreparaat+ zoethoutpreparaat	Hoestdrank FNA Resolvens, mixtura FNA
ammoniumchloride+zoethoutpreparaat	Solventes (udh)
ammoniumdiwaterstoffosfaat+ glycerofosforzuur+kaliumdiwater- stoffosfaat	Phosphore 'Sandoz' (udh)
amobarbital	Amytal (udh)
Amochlor (udh)	trocloseen
Amoclan®	amoxicilline+clavulaanzuur
Amoxicilline® (*stofnaam*)	Amoxidem (udh)
	Amoxi disp (udh)
	Clamoxyl®
	Flemoxin (udh)
	Hiconcil (udh)

amoxicilline+claritromycine+ pantoprazol	PantoPAC®
Amoxicilline-Clavulaanzuur® (*stofnaam*)	Amoclan®
	Augmentin®
	Forcid®
Amoxidem (udh)	amoxicilline
Amoxi disp (udh)	amoxicilline
Amphocil colloïdaal (udh)	amfotericine B
ampicilline	Amfipen (udh)
	Penbritin (udh)
	Pentrexyl®
ampicilline+cloxacilline	Ampiclox (udh)
Ampiclox (udh)	ampicilline+cloxacilline
amprenavir	Agenerase®
amsacrine	Amsidine®
Amsidine®	amsacrine
Amukin®	amikacine
Amvisc (udh)	hyaluronzuur
Amytal (udh)	amobarbital
Anadur (udh)	nandrolon
Anaestheticum®	lidocaïne+zinkoxide+bismutsubgallaat
Anafranil®	clomipramine
anagrelide	Xagrid®
anakinra	Kineret®
Anandron®	nilutamide
Anapen®	epinefrine
anastrozol	Arimidex®
Anatensol®	flufenazine
Ancotil®	flucytosine
Andrews laxeerpoeder (udh)	magnesiumsulfaat
Andriol®	testosteron

Androcur®	cyproteron
Androgel®	testosteron
Androskat®	papaverine+fentolamine
aneurini hydrochloridum	thiamine (*stofnaam*)
Anexate®	flumazenil
Angeliq®	estradiol+drospirenon
Angiografin (udh)	amidotrizoïnezuur
angiotensin	angiotensinamide (*stofnaam*)
angiotensinamide	angiotensin
	Hypertensin (udh)
Angiox®	bivalirudine
Angonit (udh)	nitroglycerine
anistreplase	APSAC
	Eminase (udh)
Ansamycine (udh)	rifabutine
Antabus®	disulfiram
Antagel®	algeldraat+magnesiumhydroxide
Anthiphen (udh)	dichlorofeen
Anti-diarree 'Brocatrade' (udh)	loperamide
Antidifterie-immunoglobuline 'NVI'®	difterie-immunoglobuline
Antigrippine®	paracetamol+ascorbinezuur+coffeïne
Antigrippine Hot Drink (udh)	paracetamol+ascorbinezuur
Antigrippine Ibuprofen®	ibuprofen
anti-HBS immunoglobuline	hepatitis-B-immunoglobuline (*stofnaam*)
Antikoppine (udh)	carbasalaatcalcium
Anti-M (udh)	diëthyltoluamide
antimoon(III)-kaliumtartraat (*stofnaam*)	braakwijnsteen
antimoon(III)-kaliumtartraat+codeïne	Rami hoeststroop (udh)

Anti-rhesus(D)immunoglobuline 'CLB'®, zie RheDQuin®	rhesus(D)immunoglobuline
antitetanusserum (dierlijk)	tetanusimmunoglobuline (*stofnaam*)
antitrombine III	Antitrombine III Concentraat 'Immuno'®
	ATenativ®
Antitrombine III Concentraat 'Immuno'®	antitrombine III
Anti-Worm®	mebendazol
Antra (udh)	omeprazol
Antrenyl (udh)	oxyfenonium
Anusol (udh)	bismutsubgallaat+zinkoxide
Anzemet (udh)	dolasetron
A.Pa.C.®	acetylsalicylzuur+paracetamol+coffeïne
A.Pa.Cod. (udh)	acetylsalicylzuur+paracetamol+codeïne
APC®	acetylsalicylzuur+paracetamol+coffeïne
APD	pamidroninezuur (*stofnaam*)
Apidra®	insuline glulisine
APO-go®	apomorfine
apomorfine	APO-go®
	Britaject (udh)
	Uprima (udh)
apraclonidine	Iopidine®
aprepitant	Emend®
Apresoline (udh)	hydralazine
aprindine	Fiboran (udh)
aprobarbital+barbital (*stofnaam*)	barbamine
aprotinine	Midran (udh)
	Trasylol®
Aprovel®	irbesartan
APSAC	anistreplase (*stofnaam*)
Aptine (udh)	alprenolol

Aptivus®	tipranavir
Apurin®	allopurinol
aqua communis	water (*stofnaam*)
ara-C	cytarabine (*stofnaam*)
arachide-olie	aardnootolie
	oleum arachidis
Aramine (udh)	metaraminol
Aranesp®	darbepoëtine alfa
Arava®	leflunomide
Arcoxia®	etoricoxib
Aredia (udh)	pamidroninezuur
Arelix (udh)	piretanide
Arestal®	loperamide-oxide
Arfonad (udh)	trimetafan
Aricept	donepezil (*stofnaam*)
Arilvax (udh)	gelekoortsvaccin
Arimidex®	anastrozol
aripiprazol	Abilify®
Arixtra®	fondaparinux
Arnicapreparaat	Arniflor (udh)
Arniflor (udh)	Arnicapreparaat
Aromasin®	exemestaan
Arpilon (udh)	pipecuronium
arseentrioxide	Trisenox®
Artane®	trihexyfenidyl
Artecef®	artemotil
artemether-lumefantrine	Riamet®
artemotil	Artecef®
Arteoptic®	carteolol
arterenol, l-	norepinefrine (*stofnaam*)
Artex (udh)	tertatolol

Arthrotec®	diclofenac+misoprostol
articaïne	Ultracain Hyperbaar (udh)
articaïne+epinefrine	Septanest®
	Ultracain D-S®
Artirem®	gadoteerzuur
ArtiVisc®	hyaluronzuur
Artosin (udh)	tolbutamide
ASA, 5-	mesalazine (*stofnaam*)
Asacol®	mesalazine
Asasantin Retard®	dipyridamol+acetylsalicylzuur
Ascal®	carbasalaatcalcium
Ascorbinezuur® (*stofnaam*)	C-Will®
	Davitamon C Forte (udh)
	Dayvital®
	Extravit C (udh)
	Redoxon (udh)
	vitamine C
Asmanex®	mometason
asparaginase	Crasnitin (udh)
	Erwinase®
	Paronal®
aspartaam	Canderel®
	Natrena kristalpoeder®
	Nutrasweet
aspartaam+acesulfaam	Hermesetas New Taste (udh)
Aspégic®	acetylsalicylzuur
Aspirine®	acetylsalicylzuur
Aspirine C®	acetylsalicylzuur+ascorbinezuur
Aspro®	acetylsalicylzuur
Assieme®	budesonide+formoterol
astemizol	Hismanal (udh)

A.T.10 (udh)	dihydrotachysterol
Atacand®	candesartan
Atacand Plus®	candesartan+hydrochloorthiazide
Atarax®	hydroxyzine
atazanovir	Reyataz®
ATenativ®	antitrombine III®
Atenolol® (*stofnaam*)	Tenormin®
	Unibloc (udh)
Atenolol-Chloortalidon® (*stofnaam*)	Tenoretic®
atenolol+hydrochloorthiazide+amiloride	Hykaten (udh)
atenolol+nifedipine	Niften (udh)
ATG® (konijn)	thymocytenimmunoglobuline
atomoxetine	Strattera®
atorvastatine	Cardyl®
	Lipitor®
	Zarator®
atosiban	Tractocile®
atovaquon	Wellvone®
atovaquon+proguanil	Malarone®
Atracurium® (*stofnaam*)	Tracrium®
Atridox®	doxycycline
Atrovent®	ipratropium
Attenuvax (udh)	mazelenvaccin
Augmentin®	amoxicilline+clavulaanzuur
auranofine	Ridaura (udh)
aurantii fructus cortex	oranjeschilpreparaat (*stofnaam*)
Aureomycin (udh)	chloortetracycline
Auromyose (udh)	aurothioglucose
Aurorix®	moclobemide
aurothiobarnsteenzuur	Myocrisin (udh)
	Tauredon®

aurothioglucose	Auromyose (udh)
Autan®	diëthyltoluamide
Auxib®	etoricoxib
Avandamet®	rosiglitazon+metformine
Avandia®	rosiglitazon
Avastin®	bevacizumab
Avaxim®	hepatitis-A-vaccin
Avelox®	moxifloxacine
Avodart®	dutasteride
Avonex®	interferon beta (1a)
Axid®	nizatidine
Azactam (udh)	aztreonam
Azantac (udh)	ranitidine
azapropazon	Prolixan (udh)
Azaron®	tripelennamine
azatadine+pseudo-efedrine	Congestan (udh)
Azathioprine® (*stofnaam*)	Imuran®
azelastine	Allergodil®
	Oculastin®
	Otrivin-Azelastine®
azijnzuur	ijsazijn
	Zure oordruppels FNA
azijnzuur+hydrocortison	Zure oordruppels-hydrocortison FNA
azijnzuur+triamcinolonacetonide	Zure oordruppels-triamcinolonacetonide FNA
Azilect®	rasagiline
Azitromycine® (*stofnaam*)	Zithromax®
azlocilline	Securopen (udh)
Azopt®	brinzolamide
AZT	zidovudine (*stofnaam*)
aztreonam	Azactam (udh)

B

bacampicilline	Bacampicin (udh)
	Penglobe (udh)
Bacampicin (udh)	bacampicilline
Bacicoline-B (udh)	bacitracine+colistine+hydrocortison
Bacillus Calmette Guérin vaccine	BCG-vaccin (*stofnaam*)
bacitracine+colistine+hydrocortison	Bacicoline-B (udh)
Baclofen® (*stofnaam*)	Lioresal®
Bactigras (udh)	chloorhexidine
Bactrimel®	co-trimoxazol
	trimethoprim+sulfamethoxazol
Bactroban®	mupirocine
Bakta Desinfekt®	formaldehyde+
	didecyldimethylammonium
Bakta Desinfektietabletten®	troclosceen
Bakta Steril®	didecyldimethylammonium
Balsoclase carbocysteïne (udh)	carbocisteïne
Balsoclase pentoxyverine®	pentoxyverine
(voorheen Balsoclase)	
bamipine	Soventol (udh)
barbamine	aprobarbital+barbital (*stofnaam*)
Baricol® (voorheen Polibar plus)	bariumsulfaat
bariumsulfaat	Baricol® (voorheen Polibar plus)
▶	E-Z-CAT®

◀ bariumsulfaat

	E-Z-HD®
	Liquid Polibar®
	Microbar (udh)
	Micropaque®
	Microtrast (udh)
	Polibar®
barnidipine	Cyress®
barnsteenzuurdialdehyde	Gigasept FF (udh)
barnsteenzuurdialdehyde+formaldehyde	Gigasept®
Barrier (udh)	bismutoxide
basiliximab	Simulect®
Basiron (udh)	benzoylperoxide
Basolest (udh)	carbimazol
Baycaron (udh)	mefruside
Baypen (udh)	mezlocilline
Baypress®	nitrendipine
BCG Connaught (udh)	BCG-vaccin
BCG 'Medac'®	BCG-vaccin
BCG-vaccin	Bacillus Calmette Guérin vaccine
	BCG Connaught (udh)
	BCG 'Medac'®
	BCG-vaccin SSI®
	OncoTICE®
BCG-vaccin SSI®	BCG-vaccin
BCNU	carmustine *(stofnaam)*
becaplermine	Regranex®
Becloforte (udh)	beclometason
Beclometason® *(stofnaam)*	Aerobec (udh)
	Aldecin (udh)
	Becloforte (udh)
	Beconase (udh)

▶

◀ Beclometason® (*stofnaam*)	Becotide (udh)
	Clenil (udh)
	Qvar®
	Rino Clenil (udh)
	Viarin (udh)
Beconase (udh)	beclometason
Becotide (udh)	beclometason
befunolol	Glauconex (udh)
Bekunis®	sennapreparaat
Belcomycine (udh)	colistine
benazepril	Cibacen®
benazepril+hydrochloorthiazide	Cibadrex (udh)
bendroflumethiazide	Pluryl (udh)
bendroflumethiazide+propranolol	Inderetic (udh)
bendroflumethiazide+timolol	Prestim (udh)
BeneFIX®	nonacog alfa
Benemid (udh)	probenecide
Bengaals rose	Rose Bengal, Minims (udh)
Benodine (udh)	difenhydramine
benorilaat	Benortan (udh)
	Spierifex (udh)
Benortan (udh)	benorilaat
benperidol	Frenactil®
Benylin-dextromethorfan-hydrobromide (udh)	dextromethorfan
Benylin-difenhydramine-hydrochloride (udh)	difenhydramine
Benzac (udh)	benzoylperoxide
Benzac W®	benzoylperoxide
benzalkonium+alkyldimethylethyl-benzylammonium	Divoquat forte (udh)
	Halaquat forte (udh)

benzalkonium+fenoxypropanol	Lysetol®
	Terralin®
benzatropine	Cogentin (udh)
benzbromaron	Desuric®
Benzedrine (udh)	amfetamine
benzocaïne+tannine	Contra haemorrhoides, Unguentum
	'Pharbita'®
benzoctamine	Tacitin (udh)
benzoëzuur+salicylzuur	Whitfields opl., crème en zalf
benzonataat	Tessalon (udh)
benzopyrone	coumarine (*stofnaam*)
Benzoylperoxide® (*stofnaam*)	Akneroxid®
	Basiron (udh)
	Benzac (udh)
	Benzac W®
	Clearamed (udh)
	PanOxyl (udh)
	Peauline-Acnegel (udh)
	Tinagel (udh)
benzoylperoxide+miconazol	Acnecare®
	Acnecure (udh)
	Acnidazil (udh)
benzydamine	Tantum®
benzylbenzoaat	Acarosan®
Benzylpenicilline® (*stofnaam*)	natriumbenzylpenicilline
	Natriumpenicilline G (udh)
	Penicilline (udh)
	penicilline G
benzylpenicillinebenzathine	Penidural®

benzylpenicillinekalium+ benzylpenicillineprocaïne+ benzylpenicillinebenzathine	Penidural D/F (udh)
benzylpenicillinenatrium+ benzylpenicillineprocaïne	Bicilline (udh)
Berinert P®	C1-esteraseremmer
Berodual®	fenoterol+ipratropium
Beromun (udh)	tasonermine
Berotec®	fenoterol
betacaroteen	Carotaben (udh)
	Phenoro (udh)
betacaroteen+bosbes-anthocyanosiden	Difrarel®
Betadermyl®	povidon-jood
Betadine®	povidon-jood
Betadine alcohol®	ethanol+povidon-jood
Betaferon®	interferon beta (1b)
Betagan Liquifilm®	levobunolol
Betahistine® (*stofnaam*)	Betaserc®
	Serc (udh)
betaïnehydrochloride	zoutzuur (*stofnaam*)
Betaloc (udh)	metoprolol
Betamethason® (*stofnaam*)	Betnelan®
	Betnesol®
	Celestoderm®
	Celestone®
	Diprolene®
	Diprosone®
betamethasonacetaat+ betamethasondinatriumfosfaat	Celestone chronodose®
betamethason+calcipotriol	Dovobet®

betamethason+clioquinol	Betnelan-Clioquinol (udh)
	Celestoform (udh)
betamethason+gentamicine	Celestoderm met Garamycin (udh)
betamethason+neomycine	Betnelan Neomycine (udh)
	Celestoderm met Neomycine (udh)
betamethason+salicylzuur	Diprosalic®
Beta Ophtiole®	metipranolol
Betapressin (udh)	penbutolol
Betaserc®	betahistine
betaxolol	Betoptic®
	Kerlon®
bethanechol	Urecholine (udh)
Betnelan®	betamethason
Betnelan Clioquinol (udh)	betamethason+clioquinol
Betnelan Neomycine (udh)	betamethason+neomycine
Betnesol®	betamethason
Betolvex (udh)	cyanocobalamine
Betoptic®	betaxolol
bevacizumab	Avastin®
bevantolol	Ranestol (udh)
bevantolol+hydrochloorthiazide	Ranezide (udh)
bexaroteen	Targretin®
Bexedyl dequalinium (udh)	dequalinium
Bexedyl dibunaat (udh)	dibuninezuur
Bexedyl dibunaat expectorans (udh)	dibuninezuur+guaifenesine
Bextra (udh)	valdecoxib
bezafibraat	Bezalip®
Bezalip®	bezafibraat
bezitramide	Burgodin (udh)
bicalutamide	Casodex®

Bicilline (udh)	benzylpenicillinenatrium+ benzylpenicillineprocaïne
BiCNU® (artsenverklaring)	carmustine
biergistextract+haaienlevertraan	Sperti Preparation H®
bifonazol	Mycospor®
Biliscopin (udh)	jotroxinezuur
Biloptin (udh)	jopodinezuur
Biltricide®	praziquantel
bimatoprost	Lumigan®
Bi-Myconase (udh)	glucoamylase+invertase
Binordiol (udh)	ethinylestradiol+levonorgestrel
bioalletrine+piperonylbutoxide	Para-Speciaal®
Bioclate (udh)	octocog alfa
Biocorneal®	hyaluronzuur
Biofenac®	aceclofenac
Biolon®	hyaluronzuur
biotine	vitamine B7
	vitamine H
biperideen	Akineton®
Bisacodyl® (*stofnaam*)	Dulcolax®
	Laxeertablet bisacodyl®
	Laxeerdragee®
	Nourilax®
	Primalax (udh)
	Toilax (udh)
	Zwitsalax/n (udh)
bismuthydroxide+zinkoxide	Contra haemorrhoides, zetpil 'Pharbita' (udh)
bismutoxide	Barrier (udh)
	De-Nol (udh)
bismutsubgallaat	Dermatol (udh)

bismutsubgallaat+zinkoxide	Anusol (udh)
	Contra haemorrhoides®, zetpil
bismutsubgallaat+zinkoxide+lidocaïne	Anaestheticum®
Bisobloc (udh)	bisoprolol
Bisolbruis acetylcysteïne®	acetylcysteïne
Bisolgripin acetylsalicylzuur	acetylsalicylzuur (stofnaam)
Bisolnasal (udh)	tramazoline
Bisolvon®	broomhexine
Bisoprolol® (stofnaam)	Bisobloc (udh)
	Emconcor (udh)
	Emcor®
bisoprolol+hydrochloorthiazide	Emcoretic®
bitterzout	magnesiumsulfaat (stofnaam)
bivalirudine	Angiox®
Blastivin®	vinblastine
Bleomycine® (stofnaam)	Bleonoxan (udh) (voorheen Bleomycin 'Lundbeck')
Bleomycin 'Lundbeck' (udh), zie Bleonoxan (udh)	bleomycine
Bleonoxan (udh) (voorheen Bleomycin 'Lundbeck')	bleomycine
Bleu patenté V 'Guerbet'®	patentblauw V
Blocadren (udh)	timolol
Blopresid®	candesartan+hydrochloorthiazide
Blopress®	candesartan
BMR-vaccin	bofvaccin+mazelenvaccin+ rubellavaccin (stofnaam)
Bocasan®	natriumperboraat
Bof-, mazelen-, rubellavaccin®	bofvaccin+mazelenvaccin+rubellavaccin
bofvaccin	Mumpsvax (udh)

bofvaccin+mazelenvaccin+rubellavaccin	BMR-vaccin
	Bof-, mazelen-, rubellavaccin®
Boltin®	tibolon
bolus alba	kaolien (*stofnaam*)
Bondronat® (uitsluitend bij maligniteiten)	ibandroninezuur
Bonefos®	clodroninezuur
Bonviva® (uitsluitend bij osteoporose)	ibandroninezuur
Boradrine®	fenylefrine
bortezomib	Velcade®
bosentan	Tracleer®
botgroeifactor 2	dibotermine alfa (*stofnaam*)
botgroeifactor 7	eptotermine alfa (*stofnaam*)
Botox®	botuline A toxine
botuline A toxine	Botox®
	Dysport®
botulisme-immunoglobuline	botulismeserum
	Serum tegen botulisme 'NVI'®
botulismeserum	botulisme-immunoglobuline (*stofnaam*)
Bozara (udh)	simvastatine
braakwijnsteen	antimoon(III)kaliumtartraat (*stofnaam*)
brallobarbital+secobarbital+hydroxyzine	Vesparax (udh)
Braunol Jodium®	povidon-jood
Braunol Jodium, alcoholisch®	povidon-jood+isopropanol
Bretylate (udh)	bretylium
bretylium	Bretylate (udh)
Brevibloc®	esmolol
Brexine®	piroxicam-betadex
Brexinil®	piroxicam-betadex
Bricanyl®	terbutaline

Brietal® methohexital

brimonidine Alphagan®

Brinaldix (udh) clopamide

Brinerdin (udh) reserpine+dihydro-ergocristine+
clopamide

brinzolamide Azopt®

Brisonase (udh) fluticason

Britaject (udh) apomorfine

British anti lewisite (BAL) dimercaprol *(stofnaam)*

Bromazepam® *(stofnaam)* Lexotan (udh)

Lexotanil (udh)

bromocriptine Parlodel®

Bromural (udh) broomisoval

Bronchicum® saccharose

Bronchicum Extra Sterk nieuwe codeïne
formule®

Bronchipect (udh) carbocisteïne

Bronsecur (udh) carbuterol

Brontine (udh) deptropine

broomfeniramine+fenylpropanol- Nasapert (udh)
amine+norefedrine

Broomhexine® *(stofnaam)* Bisolvon®

Darolan slijmoplossende hoestdrank
(udh)

Famel Broomhexine HCl, zie Streptuss
bij vastzittende hoest®

Hoestdrank/tablet broomhexine®

Streptuss bij vastzittende hoest®
(voorheen Famel Broomhexine HCl)

broomisoval Bromural (udh)

Neo-Diacid (udh)

broomperidol	Impromen®
brotizolam	Lendormin®
Broxil®	feneticilline
Brufen®	ibuprofen
Bruistablet bij vastzittende hoest acetylcysteïne®	acetylcysteïne
Buccalsone®	hydrocortison
Budenofalk®	budesonide
Budesonide® (*stofnaam*)	Budenofalk®
	Entocort®
	Preferid (udh)
	Pulmicort®
	Rhinocort®
budesonide+formoterol	Assieme®
	Sinestic®
	Symbicort®
bufexamac	Droxaryl (udh)
	Parfenac®
buflomedil	Loftyl®
buiktyfusvaccin	Typherix®
	Typhim Vi®
	Vivotif®
Bumetanide® (*stofnaam*)	Burinex®
Bupivacaïne® (*stofnaam*)	Marcaine®
bupivacaïne+epinefrine	Marcaïne-Adrenaline®
bupivacaïne+glucose	Marcaïne-Glucose®
buprenorfine	Temgesic®
	Transtec®
bupropion	amfebutamon
	Zyban®
	Zyntabac®

Burgodin (udh)

Burinex®

Burows oplossing

Buscopan®

busereline

Busilvex®

Buspar (udh)

Buspiron® (*stofnaam*)

busulfan

Butazolidin®

butobarbital

butoconazol

butylscopolamine

Bykonox (udh)

bezitramide

bumetanide

aluminiumsubacetaat (*stofnaam*)

scopolaminebutyl

Suprecur (udh)

Suprefact®

busulfan

buspiron

Buspar (udh)

Busilvex®

Myleran®

fenylbutazon

Soneryl (udh)

Gynomyk®

scopolaminebutyl (*stofnaam*)

vinylbital

C

◀ calcitonine

Cibacalcin (udh)

Forcaltonin (udh)

Calcitonine 'Sandoz'®

calcitonine

calcitriol

Calcijex®

dihydroxycolecalciferol, 1,25-

Rocaltrol®

Silkis®

calciumacetaat

Phos-ex®

calciumamygdalaat

amandelzuur (*stofnaam*)

Calcium bruis®

calciumcarbonaat

calciumcarbimide

Dipsan (udh)

calciumcarbonaat

Cacit®

Calci-Chew®

Calcium bruis®

calciumcarbonaat+calciumlacto-
    gluconaat

Calcium 'Sandoz' forte/fortissimum®

calciumcarbonaat+colecalciferol

CaD®

Ca-D 'Sandoz'® (voorheen Calcium-D
    'Sandoz')

Calci-Chew D3®

Calcium-D 'Sandoz' (udh), zie
    Ca-D 'Sandoz'®

calciumcarbonaat+colecalciferol+
    fytomenadion

Davitamon Calcium met vitamines D+K®

calciumcarbonaat+etidroninezuur

Didrokit®

calciumcarbonaat+magnesium-
    subcarbonaat

Rennie®

calciumcarbonaat+magnesium-
    subcarbonaat+alginezuur

Rennie Refluxine®

calciumcarbonaat+magnesium-
    subcarbonaat+dimeticon

Rennie Déflatine®

calciumcarbonaat-risedroninezuur	Actokit®
Calcium-D 'Sandoz' (udh), zie Ca-D 'Sandoz'®	calciumcarbonaat+colecalciferol
Calciumfolinaat 'Rhône-Poulenc Rorer' (udh)	folinezuur
calciumfosfaat (*stofnaam*)	Ostram
calciumfosfaat+colecalciferol (*stofnaam*)	Ostram-D3
calciumglubionaat	Calcium 'Sandoz'®
calciumhydroxide (*stofnaam*)	Kalkwater
calciumhydroxide+zinkoxide	Zinkoxide/kalkwater FNA
	ZOK-zalf FNA
calciumhypochloriet	chloorkalk
	Melpool 70/G®
	Melpool 70/20®
calciumlactogluconaat+calcium- carbonaat	Calcium 'Sandoz' forte/fortissimum®
Calcium Resonium (Ca-zout) (udh)	polystyreensulfonzuur
Calcium 'Sandoz'®	calciumglubionaat
Calcium 'Sandoz' forte/fortissimum®	calciumlactogluconaat+calciumcarbonaat
Calmday (udh)	nordazepam
Calmolan (udh)	valeriaanpreparaat
Calmurid®	ureum
Calmurid HC®	hydrocortison+ureum
Calparine (udh)	heparine
Calsynar (udh)	calcitonine
camazepam	Albego (udh)
Camcolit®	lithiumcarbonaat
Campral®	acamprosaat
Campto®	irinotecan
•Cancidas®	caspofungine

Canderel®	aspartaam
candesartan	Amias®
	Atacand®
	Blopress®
	Ratacand®
candesartan+hydrochloorthiazide	Atacand Plus®
	Blopresid®
	Hytacand
Canef®	fluvastatine
Canesten®	clotrimazol
Cannabis flos bedrobinol®	cannabispreparaat
Cannabis flos bedrocan®	cannabispreparaat
Cannabis flos SIMM 18 (udh)	cannabispreparaat
cannabispreparaat	Cannabis flos bedrobinol®
	Cannabis flos bedrocan®
	Cannabis flos SIMM 18 (udh)
	marihuana
canrenoïnezuur	Soldactone®
capecitabine	Xeloda®
Capoten (udh)	captopril
Capozide (udh)	captopril+hydrochloorthiazide
Caprolest (udh)	aminocapronzuur
Captimer®	tiopronine
Captopril® (*stofnaam*)	Capoten (udh)
Captopril-Hydrochloorthiazide® (*stofnaam*)	Aceplus (udh)
	Capozide (udh)
Carbacholinium® (*stofnaam*)	Isopto Carbachol (udh)
	Miostat®
Carbamazepine® (*stofnaam*)	Carbazidem (udh)
	Carbymal (udh)
	Tegretol®

Carbasalaatcalcium® (*stofnaam*)	Antikoppine (udh)
	Ascal®
	Carbasalaatcalcium 'cardio'®
Carbasalaatcalcium 'cardio'®	carbasalaatcalcium
Carbazidem (udh)	carbamazepine
carbenicilline	Pyopen (udh)
Carbimazol® (*stofnaam*)	Basolest (udh)
carbocisteïne	Balsoclase carbocysteïne®
	Bronchipect (udh)
	Dampo Solvopect Bij Vastzittende Hoest®
	Mucodyne® (voorheen Siroxyl)
	Pulmoclase (udh)
	Rami slijmoplossende hoeststroop®
	Rhinathiol (udh)
	Siroxyl (udh), zie Mucodyne®
carbolzuur	fenol (*stofnaam*)
carbomeer	Dry Eye Gel®
	Lacrinorm®
	Liposic®
	Thilo-tears®
	Vidisic Carbogel® (voorheen Vidisic)
carbonis detergens, solutio	koolteeroplossing
	koolteerpreparaat
Carboplatine® (*stofnaam*)	Carbosin®
	Paraplatin (udh)
carboprost	methylprostaglandine F2α, 15-
	Prostin/15M®
Carbosin®	carboplatine
Carboticon (udh)	dimeticon
carbowax	macrogol (*stofnaam*)
carboxymethylcellulose	carmellose (*stofnaam*)

carbromal	Diacid (udh)
carbuterol	Bronsecur (udh)
Carbymal (udh)	carbamazepine
Cardegic (udh)	acetylsalicylzuur
Cardene®	nicardipine
Cardioquin (udh)	kinidine
Cardox	vitamine B6+vitamine B11+vitamine B12
Cardura®	doxazosine
Cardyl®	atorvastatine
Care Plus Deet®	diëthyltoluamide
carmellose	carboxymethylcellulose
	Celluvisc®
	CMC
carmustine	BCNU
	BiCNU® (artsenverklaring)
	Gliadel (udh)
Carnitene 'Sigma Tau'®	levocarnitine
Carotaben (udh)	betacaroteen
Carox (udh)	ethyleenoxide
Carteabak®	carteolol
carteolol	Arteoptic®
	Carteabak®
	Teoptic®
Carvedilol® (*stofnaam*)	Eucardic®
Casodex®	bicalutamide
caspofungine	Cancidas®
castorolie	ricinuspreparaat (*stofnaam*)
Cataflam®	diclofenac
Catapresan®	clonidine
Caverject®	alprostadil
CCNU	lomustine (*stofnaam*)

Cealb®	albumine
Cecenu® (artsenverklaring)	lomustine
Ceclor®	cefaclor
Cedax®	ceftibuten
Cedocard®	isosorbidedinitraat
Cefacidal®	cefazoline
Cefaclor® (*stofnaam*)	Ceclor®
cefadroxil	Moxacef (udh)
cefalexine	Ceporex (udh)
	Keforal®
cefalotine	Ceporacin (udh)
	Keflin®
cefamandol	Mandol®
Cefasept (udh)	chloorhexidine
cefazoline	Cefacidal®
	Kefzol®
cefepim	Maxipime (udh)
cefixim	Fixim (udh)
Cefizox (udh)	ceftizoxim
Cefofix®	cefuroxim
Cefotaxim® (*stofnaam*)	Claforan®
cefotaxim+lidocaïne	Claforan IM (udh)
cefoxitine	Mefoxin (udh)
cefpirom	Cefrom®
cefpodoxim	Orelox®
	Otreon
cefradine	Maxisporin (udh)
	Velosef®
Cefrom®	cefpirom
cefsulodine	Monaspor (udh)
Ceftazidim® (*stofnaam*)	Fortum®

ceftibuten	Cedax®
ceftizoxim	Cefizox (udh)
Ceftriaxon® *(stofnaam)*	Rocephin IV®
ceftriaxon+lidocaïne	Rocephin IM®
Cefuroxim® *(stofnaam)*	Cefofix (udh)
	Zinacef®
	Zinnat®
Celbenin (udh)	meticilline
Celebrex®	celecoxib
celecoxib	Celebrex®
Celestoderm®	betamethason
Celestoderm met Garamycin (udh)	betamethason+gentamicine
Celestoderm met Neomycine (udh)	betamethason+neomycine
Celestoform (udh)	betamethason+clioquinol
Celestone®	betamethason
Celestone chronodose®	betamethasonacetaat+betamethason-dinatriumfosfaat
Celiprolol® *(stofnaam)*	Dilanorm®
CellCept®	mycofenolzuur
cellulose, geoxideerd	Alltracel (udh)
	Tabotamp (udh)
	Surgicel®
cellulosefosfaat	Calcisorb (udh)
Celluvisc®	carmellose
Celontin®	mesuximide
Celvista (udh)	raloxifeen
Centellapreparaat	Madécassol (udh)
Centoxin (udh)	nebacumab
Ceolat (udh)	dimeticon
Ceporacin (udh)	cefalotine
Ceporex (udh)	cefalexine

Ceprotin®	proteïne-C
Cerazette®	desogestrel
Ceredase (udh)	alglucerase
Cerezyme®	imiglucerase
cerivastatine	Lipobay (udh)
Cerubidine®	daunorubicine
ceruletide	Takus (udh)
Cerviprost (udh)	dinoproston
Cetamet W12 (udh)	trocloseen
Cetavlex (udh)	cetrimide+chloorhexidine
Cetavlon (udh)	cetrimide
Cetiprin (udh)	emepronium
Cetirizine® (*stofnaam*)	Reactine®
	Revalintabs®
	Zyrtec®
Cetor®	C1-esteraseremmer
cetrimide	Cetavlon (udh)
cetrimide+chloorhexidine	Cetavlex (udh)
	Hibicet®
	Savlodil (udh)
	Savlon (udh)
cetrimide+chloorhexidine+jood	Joflon (udh)
cetrorelix	Cetrotide®
Cetrotide®	cetrorelix
cetuximab	Erbitux®
CF 17 (udh)	formaldehyde+isopropanol
Chamomillae vulgaris flos	kamillepreparaat (*stofnaam*)
Chefarine®	acetylsalicylzuur+paracetamol
chenodeoxycholzuur	Chenofalk®
Chenofalk®	chenodeoxycholzuur
Chibro Proscar®	finasteride

Chibroxol®	norfloxacine
chinidini sulfas	kinidine (*stofnaam*)
chininum	kinine (*stofnaam*)
Chirocaïne®	levobupivacaïne
chloorambucil	Leukeran®
Chlooramfenicol® (*stofnaam*)	Chlorosine (udh)
	Globenicol (udh)
chlooramine	tosylchlooramide (*stofnaam*)
Chloordiazepoxide® (*stofnaam*)	Librium (udh)
chloorhexidine	Bactigras (udh)
	Cefasept (udh)
	Chloorhexidine Irrisol®
	Chloorhexidinediacetaat, Urotainer (udh)
	Chloorhexidinedigluconaat, Uromedine (udh)
	Corsodyl® (voorheen Hibident en Hibigel)
	Endosgel®
	Hibident (udh) zie Corsodyl®
	Hibigel (udh) zie Corsodyl®
	Hibiscrub®
	Hibitane®
	Medicanol®
	Roter Keel (udh)
	Sterilon®
	Uroflex (udh)
	Urogliss-S®
chloorhexidine+alcohol	Dutiplast (udh)
chloorhexidine+cetrimide	Cetavlex®
	Hibicet®
chloorhexidine+cetrimide+jood	Joflon (udh)

Chloorhexidine, Irrisol®	chloorhexidine
chloorhexidine+isopropanol	Hibisol®
chloorhexidine+lidocaïne	Instillagel®
	Urogliss®
Chloorhexidinediacetaat, Urotainer (udh)	chloorhexidine
Chloorhexidinedigluconaat, Uromedine (udh)	chloorhexidine
chloorkalk	calciumhypochloriet (*stofnaam*)
chloorkalkloog	natriumhypochloriet (*stofnaam*)
chloormethine	mustine
	Mustine HCl 'Boots' (udh)
	stikstofmosterd
chloormezanon	Trancopal (udh)
chloorpromazine	Largactil (udh)
chloorprotixeen	Truxal®
chloorquinaldol	Gyno-Sterosan (udh)
	Siogen (udh)
	Sterosan (udh)
Chloortalidon® (*stofnaam*)	Hygroton (udh)
chloortalidon+atenolol	Tenoretic®
chloortalidon+metoprolol	Logroton®
chloortetracycline	Aureomycin (udh)
Chloorthiazide® (*stofnaam*)	Chlotride (udh)
chloorxylenol	Dettol®
chloorzoxazon	Paraflex (udh)
Chloraldurat (udh)	chloralhydraat
chloralhydraat	Chloraldurat (udh)
Chlorasol (udh)	natriumhypochloriet
chloroquine	Nivaquine®
	Resochin (udh)
Chlorosine (udh)	chlooramfenicol

Chlotride (udh)	chloorthiazide
Cholebrine (udh)	jocetaminezuur
cholecalciferol	colecalciferol (*stofnaam*)
choleravaccin	Orochol 'Berna' (udh)
cholestyramine	colestyramine (*stofnaam*)
cholinesterase	Serum-cholinesterase P (udh)
chondroïtinezwavelzuur	Uracyst-S®
chondroïtinezwavelzuur+hyaluronzuur	Duovisc LV®
	Viscoat®
choriongonadotrofine	HCG
	Pregnyl®
	Profasi (udh)
choriogonadotropine alfa	Ovitrelle®
Christmas-factor	factor IX (*stofnaam*)
Chymodiactin (udh)	chymopapaïne
chymopapaïne	Chymodiactin (udh)
Cialis®	tadalafil
Cibacalcin (udh)	calcitonine
Cibacen®	benazepril
Cibadrex (udh)	benazepril+hydrochloorthiazide
Cicatridina®	hyaluronzuur
ciclesonide	Alvesco®
ciclopirox	Loprox®
ciclosporine	cyclosporine (A)
	Neoral®
	Sandimmune®
Cidal®	triclosan
Cidex (udh)	glutaral
cidofovir	Vistide®
cignoline	ditranol (*stofnaam*)
cilazapril	Vascase®

cilazapril+hydrochloorthiazide	Vascase Plus (udh)
Cilest®	ethinylestradiol+norgestimaat
Ciloxan®	ciprofloxacine
Ciloxan Otic®	ciprofloxacine
Cimetidine® (*stofnaam*)	Tagamet®
cimetidine+alginezuur	Aciflux (udh)
cinacalcet	Mimpara®
Cinnarizine® (*stofnaam*)	Cinnarizine Reistabletten®
	Cinnipirine (udh)
	Stugeron (udh)
cinnarizine+chloorcyclizine	Primatour®
Cinnarizine Reistabletten®	cinnarizine
Cinnipirine (udh)	cinnarizine
Cinobac (udh)	cinoxacine
cinoxacine	Cinobac (udh)
Cipramil®	citalopram
ciprofibraat	Hyperlipen®
	Modalim®
Ciprofloxacine® (*stofnaam*)	Ciloxan®
	Ciloxan Otic®
	Ciprok (udh)
	Ciproxin®
Ciprok (udh)	ciprofloxacine
Ciproxin®	ciprofloxacine
cisapride	Prepulsid®
cisatracurium	Nimbex®
Cisordinol®	zuclopentixol
Cisplatine® (*stofnaam*)	Abiplatin (udh)
	Platinol (udh)
	Platinoxan (udh)
▶	Platistine®

◄ Cisplatine® (*stofnaam*)   Platosin®
Citalopram® (*stofnaam*)   Cipramil®
Citanest®   prilocaïne
Citanest-Adrenaline (udh)   prilocaïne+epinefrine
Citanest-Octapressine (udh)   prilocaïne+felypressine
citroenzuur+glycerol   Citroenzuurglycerol FNA
Citroenzuurglycerol FNA   citroenzuur+glycerol
Citrola (udh)   dimethylftalaat
citrovorumfactor   folinezuur (*stofnaam*)
cladribine   Leustatin®
Claforan®   cefotaxim
Claforan IM (udh)   cefotaxim+lidocaïne
Clamoxyl®   amoxicilline
Claritine®   loratadine
Claritromycine® (*stofnaam*)   Clarosip®
                                      Klacid®
                                      Klaricid®
Clarityne (udh)   loratadine
Clarosip®   claritromycine
Clearamed (udh)   benzoylperoxide
clemastine   Tavegil®
Clenil (udh)   beclometason
Clexane®   enoxaparine
Climara®   estradiol
Climaston continu®   estradiol+dydrogesteron
Climene 28®   estradiol+cyproteron
Climodien®   diënogest+estradiol
Clindamycine® (*stofnaam*)   Dalacin®
clindamycine+gentamicine   Copal®
                                      Refobacin Revision®
Clinispon (udh)   gelatine, absorbeerbaar

Clinium (udh)	lidoflazine
ClinOleic®	olijfolie, gezuiverd+sojaolie, gefractioneerd
Clinoril (udh)	sulindac
clioquinol	Entero-Vioform (udh)
	joodchlooroxychinoline
	Vioform (udh)
clioquinol+betamethason	Betnelan Clioquinol (udh)
	Celestoform (udh)
clobazam	Frisium®
	Urbadan (udh)
clobetasol	Dermovate®
clobetason	Emovate®
clodroninezuur	Bonefos®
	Ostac®
clofazimine	Lampren (udh)
Clofi 'ICN' (udh)	clofibraat
Clofibraat® (stofnaam)	Clofi 'ICN' (udh)
clomethiazol	Distraneurine (udh)
Clomid®	clomifeen
Clomifeen® (stofnaam)	Clomid®
	Serophene®
Clomipramine® (stofnaam)	Anafranil®
clonazepam	Rivotril®
Clonidine® (stofnaam)	Catapresan®
	Dixarit®
clopamide	Brinaldix (udh)
clopamide+pindolol	Viskaldix (udh)
clopidogrel	Iscover®
	Plavix®
Clopixol®	zuclopentixol

clorazepaat	clorazepinezuur (*stofnaam*)
Clorazepinezuur® (*stofnaam*)	clorazepaat
	Tranxène®
Clotam (udh)	tolfenaminezuur
Clotrimazol® (*stofnaam*)	Canesten®
	Parvemaxol®
cloxacilline	Orbenin (udh)
Clozapine® (*stofnaam*)	Leponex®
Clyssie fosfaatclysma® (voorheen Practo-Clyss)	dinatriumwaterstoffosfaat+ natriumdiwaterstoffosfaat
CMC	carmellose (*stofnaam*)
CoAprovel®	irbesartan+hydrochloorthiazide
cobamine	cyanocobalamine (*stofnaam*)
Codeïne® (*stofnaam*)	Bronchicum Extra Sterk nieuwe formule®
	Melrosum extra sterk®
	Rami hoeststroop voor kinderen (udh)
codeïne+antimoon(III)-kaliumtartraat	Rami hoeststroop (udh)
Co-dergocrine® (*stofnaam*)	dihydroergotoxine
	Hydergine (udh)
	Hydroxium (udh)
	Stofilan (udh)
Codinovo (udh)	hydrocodon
Co-Diovan®	hydrochloorthiazide+valsartan
Cofact® (voorheen Protrombine-complex-SD 'CLB')	protrombine complex
coffeïne (*stofnaam*)	theïne
coffeïne+natriumdiwaterstoffosfaat	Tonicum®
Cogentin (udh)	benzatropine
Cognex	tacrine (*stofnaam*)
Colae comp., Sirupus (udh)	colapreparaat+ferrikininecitraat

colapreparaat+ferrikininecitraat	Colae comp., Sirupus (udh)
Coldrex (udh)	acetylsalicylzuur+ascorbinezuur+ fenylefrine
Coldrex C (udh)	acetylsalicylzuur+ascorbinezuur
colecalciferol	cholecalciferol
	Colecalciferol FNA
	Devaron (udh)
	Dohyfral Vitamine D (udh)
	Neo-Dohyfral D3 (udh)
	vitamine D3
Colecalciferol FNA	colecalciferol
colecalciferol+alendroninezuur	Fosavance®
colecalciferol+calciumcarbonaat	CaD®
	Ca-D 'Sandoz'® (voorheen Calcium-D 'Sandoz')
	Calci-Chew D3®
	Calcium-D 'Sandoz' (udh), zie Ca-D 'Sandoz'®
colecalciferol+calciumcarbonaat+ fytomenadion	Davitamon Calcium met vitamines D+K®
colecalciferol+calciumfosfaat (*stofnaam*)	Ostram-D3
colecalciferol+retinol	Davitamon AD (udh)
	Dohyfral Vitamine AD3 (udh)
	Halitran AD (udh)
	Vitamine AD3 oleosum (udh)
colecalciferol+retinol+natriumfluoride	Davitamon A-D Fluor (udh)
Colestid (udh)	colestipol
colestipol	Colestid (udh)
colestyramine	cholestyramine
	Questran®

Colex® (voorheen Fleet klysma)	dinatriumwaterstoffosfaat+
	natriumdiwaterstoffosfaat
colfosceril	Alvofact (udh)
	Curosurf®
	Exosurf (udh)
	Pumactant
	surfactant
	Survanta®
Colimycine (udh)	colistine
Colistin®	colistine
Colistin Parenteral® (artsenverklaring)	colistine
colistine	Belcomycine®
	Colimycine (udh)
	Colistin®
	Colistin Parenteral® (artsenverklaring)
	polymyxine E
colistine+erytromycine	Simplex antibiotisch cement
	colistine/erytromycine®
collageen	Novacol (udh)
	Tempocoll (udh)
	Willospon-Forte®
collagenase	Novuxol®
Colpro (udh)	medrogeston
Combivent®	ipratropium+salbutamol
Combivir®	zidovudine+lamivudine
Combizym®	pancreasenzympreparaat
Combizym compositum (udh)	pancreasenzympreparaat+galpreparaat
Complamin®	xantinolnicotinaat
Compublend (udh)	didecyldimethylammonium
Comtan®	entacapon
Concerta®	methylfenidaat

Concordin (udh)	nortriptyline
Condyline®	podofyllotoxine
Congestan (udh)	azatadine+pseudo-efedrine
Conray (udh)	jotalaminezuur
Constrilia (udh)	tetryzoline
Contracep rood (udh)	nonoxinol 9
Contra haemorrhoides®, zalf	lidocaïne
Contra haemorrhoides®, zetpil	bismutsubgallaat+zinkoxide
Contra haemorrhoides, zetpil 'Pharbita' (udh)	bismuthydroxide+zinkoxide
Contra pityriasin, lotio (udh)	salicylzuur
Convulex (udh)	valproïnezuur
COP I	glatirameer (*stofnaam*)
Copal®	clindamycine+gentamicine
Copaxone®	glatirameer
Copegus®	ribavirine
copolymeer I	glatirameer (*stofnaam*)
Cordarone®	amiodaron
Co-Renitec®	enalapril+hydrochloorthiazide
Corlentor®	ivabradine
Cornina (udh)	salicylzuur
Corotrope®	milrinon
Corsodyl® (voorheen Hibident en Hibigel)	chloorhexidine
Corticobiss (udh)	corticoreline
corticoreline	corticoliberine
	Corticobiss (udh)
	corticotropin releasing factor
	CRF
	CRH
	CRH 'Ferring'®

corticoliberine	corticoreline (*stofnaam*)
corticotrofine	corticotropine (*stofnaam*)
corticotropine	ACTH
	adrenocorticotroop hormoon
	corticotrofine
corticotropin releasing factor	corticoreline (*stofnaam*)
cortisol	hydrocortison (*stofnaam*)
Cortison® (*stofnaam*)	Adreson (udh)
Cortrosyn (udh)	tetracosactide
Corvert®	ibutilide
Cosmegen (udh), zie Lyovac Cosmegen®	dactinomycine
CosmoFer®	ijzerdextrancomplex
Cosopt®	dorzolamide+timolol
Cotareg®	hydrochloorthiazide+valsartan
Cotazym forte (udh)	pancreasenzympreparaat+galpreparaat
Co-trimoxazol®	trimethoprim+sulfamethoxazol
Cotronak®	ribavirine
coumarine (*stofnaam*)	benzopyrone
Coversyl®	perindopril
Coversyl Plus®	perindopril+indapamide
Cozaar®	losartan
Cozaar Plus®	hydrochloorthiazide+losartan
Crasnitin (udh)	asparaginase
Crataeguspreparaat	Crataegutt (udh)
Crataegutt (udh)	Crataeguspreparaat
Creon®	pancreasenzympreparaat
creosoot+efedrine	Famel Efedrine HCl (udh)
	Kreosoti comp., Sirupus (udh)
cresol	Kresolzeep 'Asepta'®
	lysol
	Lysol cresolzeep (udh)

Crestor®	rosuvastatine
CRF	corticoreline (*stofnaam*)
CRH	corticoreline (*stofnaam*)
CRH 'Ferring'®	corticoreline
Crinopex (udh)	piperonylbutoxide+pyretrumpreparaat
Crinopex-N (udh)	piperonylbutoxide+pyretrumpreparaat
Crixivan®	indinavir
cromoglicaat	cromoglicinezuur (*stofnaam*)
Cromoglicinezuur® (*stofnaam*)	Allerg-abak®
	Allergocrom®
	cromoglicaat
	Cromovist (udh)
	Lomudal®
	Lomusol®
	Lomuspray (udh)
	Lotal (udh)
	Nalcrom®
	natriumcromoglicaat
	Otrivin-Cromoglicinezuur (udh)
	Prevalin®
	Rynacrom (udh)
	Vicrom (udh)
	Vividrin®
cromoglicinezuur+isoprenaline	Lomudal compositum (udh)
Cromovist (udh)	cromoglicinezuur
cropropamide+crotetamide	prethcamide (*stofnaam*)
cryofluoraan	Frigiderm (udh)
Cryptocur®	gonadoreline
Cubicin®	daptomycine
cumarine	coumarine (*stofnaam*)
Cuprimine (udh)	penicillamine

Curalest®	suxamethonium
Curarin (udh)	tubocurarine
Curaspon®	gelatine, absorbeerbaar
Curosurf®	colfosceril
Cutivate®	fluticason
C-Will®	ascorbinezuur
Cyanocobalamine® (*stofnaam*)	Betolvex (udh)
	cobamine
	vitamine B12
Cyanokit®	hydroxocobalamine
cyclamaat	cyclaminezuur (*stofnaam*)
cyclaminezuur	cyclamaat
	natriumcyclamaat
cyclaminezuur+acesulfaam	Natrena zoetjes®
cyclaminezuur+saccharine	Hermesetas Original vloeibaar®
	Natrena vloeibaar®
	Sukrettine (udh)
cyclandelaat	Cyclospasmol (udh)
Cyclizine® (*stofnaam*)	Happy Trip (udh)
	Marzine (udh)
	Reisziekte, misselijkheid en braken
	cyclizine HCl, Tabletten tegen®
cyclobarbital	Union-nox (udh)
Cycloblastine (udh)	cyclofosfamide
Cyclocur®	estradiol+norgestrel
cyclofosfamide	Cycloblastine (udh)
	Endoxan®
Cyclogyl®	cyclopentolaat
Cyclomydri®	cyclopentolaat
Cyclopenthiazide	Navidrex (udh)

cyclopentolaat	Cyclogyl®
	Cyclomydri®
	Cyclopentolaat Monofree®
Cyclopentolaat Monofree®	cyclopentolaat
Cyclospasmol (udh)	cyclandelaat
cyclosporine (A)	ciclosporine (*stofnaam*)
Cyklokapron®	tranexaminezuur
Cymbalta®	duloxetine
Cymevene®	ganciclovir
cyproheptadine	Periactin®
Cyproteron® (*stofnaam*)	Androcur®
cyproteron+estradiol	Climene 28®
Cyproteron-Ethinylestradiol®	Diane-35®
(*stofnaam*)	Gynofen®
	Minerva®
Cyress®	barnidipine
Cystagon®	mercaptamine
Cystamucil (udh)	acetylcysteïne
Cystistat®	hyaluronzuur
Cytarabine® (*stofnaam*)	Alexan®
	ara-C
	Cytosar®
	cytosine-arabinoside
	DepoCyte®
cytomegalie-immunoglobuline	Megalotect (udh) (voorheen Cytotect 'Biotest')
Cytomel®	liothyronine
Cytosar®	cytarabine
cytosine-arabinoside	cytarabine (*stofnaam*)
Cytotec®	misoprostol
Cytotect 'Biotest' (udh), zie Megalotect®	cytomegalie-immunoglobuline

D

D4 desinfectiereiniger (udh)	didecyldimethylammonium
dacarbazine	Dacarbazine Medac®
	Déticène®
	DTIC (udh)
Dacarbazine Medac®	dacarbazine
daclizumab	Zenapax®
dactinomycine	actinomycine
	Cosmegen (udh)
	Lyovac Cosmegen®
DAF	prednisolon (*stofnaam*)
Dagracycline (udh)	doxycycline
Dagra Fluor (udh)	natriumfluoride
Dagravit A forte (udh)	retinol
Dagravit A-E Forte (udh)	retinol+tocoferol, dl-α-
Dagynil®	oestrogenen, geconjugeerd
Daivonex®	calcipotriol
Dakins vloeistof	natriumhypochloriet (*stofnaam*)
Daktacort®	hydrocortison+miconazol
Daktarin®	miconazol
Dalacin®	clindamycine
Dalmadorm®	flurazepam
dalteparine	Fragmin®
Dampo Bij Droge Hoest®	dextromethorfan

Dampo Mucopect bij vastzittende hoest (udh)	acetylcysteïne
Dampo Neusspray (udh)	oxymetazoline
Dampo Solvopect bij Vastzittende Hoest®	carbocisteïne
danaparoïde	Orgaran®
Danatrol®	danazol
danazol	Danatrol®
Dancor (udh)	nicorandil
Dantrium®	dantroleen
dantroleen	Dantrium®
dantron	Istizin (udh)
Daonil (udh)	glibenclamide
Dapson® (*stofnaam*)	DDS
	diaminodifenylsulfon
	Diaphenylsulfonum (udh)
dapson+pyrimethamine	Maloprim (udh)
daptomycine	Cubicin®
Daquiran (udh)	pramipexol
Daraprim®	pyrimethamine
darbepoëtine alfa	Aranesp®
	NESP
Daricon (udh)	oxyfencyclimine
darifenacine	Emselex®
Darocet Paracetamol (udh)	paracetamol
Darolan Hoestprikkeldempend®	dextromethorfan
Darolan slijmoplossende hoestdrank (udh)	broomhexine
Daromefan (udh)	dextromethorfan
Daronda®	leuproreline
Dartal (udh)	thiopropazaat
daunorubicine	Cerubidine®
	DaunoXome (liposomaal)

DaunoXome (liposomaal)	daunorubicine (*stofnaam*)
Davitamon AD (udh)	retinol+colecalciferol
Davitamon A-D Fluor (udh)	retinol+colecalciferol+natriumfluoride
Davitamon Calcium met vitamines D+K®	calciumcarbonaat+colecalciferol+fytomenadion
Davitamon C Forte (udh)	ascorbinezuur
Davitamon E (udh)	tocoferol, dl-α-
Dayvital®	ascorbinezuur
DDAVP	desmopressine (*stofnaam*)
DDC	zalcitabine (*stofnaam*)
DDI	didanosine (*stofnaam*)
DDS	dapson (*stofnaam*)
Debripad (udh)	dextranomeer
Debrisan (udh)	dextranomeer
Decadron (udh)	dexamethason
Decadron met Neomycine (udh)	dexamethason+neomycine
Deca-Durabolin®	nandrolon
Decapeptyl®	triptoreline
Decoderm (udh)	fluprednideen
dectaflur+olaflur	Elmex fluid®
DEET	diëthyltoluamide (*stofnaam*)
deferipron	Ferriprox®
deferoxamine	Desferal®
Dehydrobenzperidol®	droperidol
delavirdine	Rescriptor (udh)
Delfen (udh)	nonoxinol 9
Delphi (udh)	triamcinolonacetonide
delta-9-tetrahydrocannabinol	dronabinol (*stofnaam*)
demeclocycline	Ledermycin®
Demser (udh)	metirosine
De-Nol (udh)	bismutoxide

Denorex Rx® (voorheen Resdan Rx)	koolteerpreparaat+levomenthol
Dentinox suikervrij®	lidocaïne
Depakine®	valproïnezuur
DepoCyte®	cytarabine
Depodillar (udh)	paramethason
Depo-Medrol®	methylprednisolon
Depo-Medrol-Lidocaïne®	methylprednisolon+lidocaïne
Deponit (udh)	nitroglycerine
Deponit T®	nitroglycerine
Depo-Provera®	medroxyprogesteron
Depostat (udh)	gestonoron
Depronal®	dextropropoxyfeen
deptropine	Brontine (udh)
dequalinium	Bexedyl dequalinium (udh)
	Gargilon (udh)
	Streptofree 'Nattermann'®
Dermacure®	miconazol
Dermatol (udh)	bismutsubgallaat
Dermestril Matrixfilm®	estradiol
Dermestril Septem®	estradiol
Dermovate®	clobetasol
Deroxat (udh)	paroxetine
DES	diëthylstilbestrol (*stofnaam*)
Deseril®	methysergide
Desferal®	deferoxamine
desfluraan	Suprane®
desipramine	Pertofran (udh)
desloratadine	Aerius®
Desmopressine® (*stofnaam*)	DDAVP
	Minrin®
▶	Minurin®

◀ Desmopressine® (*stofnaam*)   Octostim®

desogestrel+ethinylestradiol   Gracial (udh)

                                        Marvelon®

                                        Mercilon®

                                        Ovidol®

desoximetason   Ibaril®

                                        Topicorte®

desoxycorton   Percorten M (udh)

Desuric®   benzbromaron

Déticène®   dacarbazine

Detrusitol®   tolterodine

Dettol®   chloorxylenol

Devaron (udh)   colecalciferol

Dexa-Gentamicin (udh), zie   dexamethason+gentamicine

     Dexagenta-POS®

Dexagenta-POS® (voorheen   dexamethason+gentamicine

     Dexa-Gentamicin)

Dexa-POS®   dexamethason

Dexamethason® (*stofnaam*)   Decadron (udh)

                                        Dexamethason Monofree®

                                        Dexa-POS®

                                        Maxidex (udh)

                                        Oradexon®

dexamethason+framycetine+   Sofradex®

     gramicidine

dexamethason+gentamicine   Dexa-Gentamicin (udh), zie

                                        Dexagenta-POS®

                                        Dexagenta-POS® (voorheen

                                           Dexa-Gentamicin)

                                        Dexamytrex®

Dexamethason Monofree®   dexamethason

dexamethason+nandrolon+ chloorhexidine — Dexatopic (udh)

dexamethason+neomycine — Decadron met Neomycine (udh)

dexamethason+neomycine+ polymyxine B — Maxitrol®

dexamethason+tobramycine — Tobradex®

dexamfetamine (*stofnaam*) — dexedrine

Dexamytrex® — dexamethason+gentamicine

Dexa-POS® — dexamethason

Dexatopic (udh) — dexamethason+nandrolon+ chloorhexidine

dexchloorfeniramine — Polaramine®

dexedrine — dexamfetamine (*stofnaam*)

dexetimide — Tremblex®

dexfenfluramine — Adifax (udh)
Isomeride (udh)

dexibuprofen — Seractil®

dexketoprofen — Enantynum (udh)
Ketesse (udh)
Stadium®

dexmedetomidine (*stofnaam*) — Primadex

dextaflur+olaflur — Elmex fluid (udh)

Dextralans 40 (udh) — dextran 40

dextran 1 — Promiten (udh)

dextran 40 — Dextralans 40 (udh)
Gentran 40®
Isodex®
Rheomacrodex®

dextran 70 — Gentran 70®
Macrodex (udh)

dextran 70+natriumchloride — RescueFlow (udh)

dextranomeer	Debripad (udh)
	Debrisan (udh)
Dextromethorfan® *(stofnaam)*	Benylin-dextromethorfanhydrobromide (udh)
	Dampo Bij Droge Hoest®
	Darolan Hoestprikkeldempend®
	Daromefan (udh)
	Pectofree®
	Rami dextromethorfan (udh)
	Tosion Retard (udh)
	Vaposiroop bij droge hoest 'Vicks'®
dextromoramide	Palfium®
dextropropoxyfeen	Depronal®
dextrose	glucose *(stofnaam)*
Diachylon (udh)	loodpleister
Diacid (udh)	carbromal
Diacure®	loperamide
Di-Adreson-F®	prednisolon
Diamicron®	gliclazide
diaminodifenylsulfon	dapson *(stofnaam)*
diamorfine *(stofnaam)*	heroïne
Diamox®	acetazolamide
Diane-35®	cyproteron+ethinylestradiol
Diaphenylsulfonum (udh)	dapson
Diarem (udh)	loperamide
Diarreeremmer loperamide®	loperamide
Diazemuls®	diazepam
Diazepam® *(stofnaam)*	Diazemuls®
	Stesolid®
	Valium®

diazoxide	Hyperstat (udh)
	Proglicem®
dibekacine	Dikacine (udh)
Dibenyline (udh)	fenoxybenzamine
dibenzepine	Noveril (udh)
dibotermine alfa	botgroeifactor 2
	InductOs®
dibuninezuur	Bexedyl dibunaat (udh)
dibuninezuur+guaifenesine	Bexedyl dibunaat expectorans (udh)
Dicetel (udh)	pinaverium
dichlorofeen	Anthiphen (udh)
Dichlotride (udh)	hydrochloorthiazide
Diclocil (udh)	dicloxacilline
Diclofenac® (*stofnaam*)	Cataflam®
	Naclof®
	Voltaren®
diclofenac+misoprostol	Arthrotec®
	Misofenac®
dicloxacilline	Diclocil (udh)
didanosine	DDI
	Videx®
didecyldimethylammonium	Bakta Steril®
	Compublend (udh)
	D4 desinfectiereiniger (udh)
	Mc Donald's desinfectiereiniger DR (udh)
	P3-Triquart N®
	Sanosept 80 (udh)
	Septiquad®
	Twist'n Fill desinfectant (udh)
didecyldimethylammonium+ formaldehyde	Bakta Desinfekt®

didecyldimethylammonium+ formaldehyde+glutaral	Tegodor NL (udh)
Didrokit®	
Didronel (udh)	etidroninezuur+calciumcarbonaat
diënestrol	etidroninezuur
diënogest+estradiól	Ortho-Dienoestrol (udh)
diëthylcarbamazine	Climodien®
diëthylstilbestrol (*stofnaam*)	Hetrazan (udh)
	DES
	Stilbestrol (udh)
diëthylstilbestroldifosfaat	fosfestrol (*stofnaam*)
diëthyltoluamide	Anti-M (udh)
	Autan®
	Care Plus Deet®
	DEET
	Ultrathon (udh)
diëthyltoluamide+dimethylftalaat	Sanarin (udh)
difencypron (*stofnaam*)	difenylcyclopropenon
difenhydramine	Benodine (udh)
	Benylin-difenhydramine-hydrochloride (udh)
	Dramamine (udh)
difenhydramine+calamine	Caladryl (udh)
difenylcyclopropenon	difencypron (*stofnaam*)
Differin®	adapaleen
Diflucan®	fluconazol
diflucortolon	Nerisona®
diflunisal	Dolocid®
Diflupyl (udh)	fluostigmine
Difrarel®	betacaroteen+bosbes-anthocyanosiden
difterie-immunoglobuline	Antidifterie-immunoglobuline 'NVI'®

difterievaccin+kinkhoestvaccin+ tetanusvaccin+poliomyelitisvaccin — DKTP-vaccin 'NVI'®
Infanrix-IPV®

difterievaccin+kinkhoestvaccin+ tetanusvaccin+poliomyelitisvaccin+ haemophilus-influenzae-B-vaccin — DKTP-Hib-vaccin 'NVI'®
Infanrix-IPV+Hib®

difterievaccin+kinkhoestvaccin+ tetanusvaccin+poliomyelitisvaccin+ haemophilus-influenza-B-vaccin+ hepatitis-B-vaccin — Infanrix hexa®

difterievaccin+tetanusvaccin+ poliomyelitisvaccin — DTP-vaccin 'NVI'®
Revaxis®

Digitaline (udh) — digitoxine

Digitalis Antidot BM® (artsenverklaring) — digoxine-antilichaamfragmenten

digitoxine — Digitaline (udh)

digoxine — Lanoxin®

digoxine-antilichaamfragmenten — Digitalis Antidot BM® (artsenverklaring)

Dihydergot (udh) — dihydro-ergotamine

dihydralazine — Nepresol (udh)

Dihydral® — dihydrotachysterol

dihydro-ergotamine — Dihydergot (udh)

dihydro-ergotoxine — co-dergocrine (*stofnaam*)

dihydrotachysterol — A.T.10 (udh)
Dihydral®

dihydroxycolecalciferol, 1,25- — calcitriol (*stofnaam*)

Dikacine (udh) — dibekacine

Dilanorm® — celiprolol

Dilaudid — hydromorfon (*stofnaam*)

Dillar (udh) — paramethason

Diloc (udh) — diltiazem

diloxanide — Diloxanidefuroaat 'Boots' (udh)
Furamide

Diloxanidefuroaat 'Boots' (udh)	diloxanide
Diltiazem® (*stofnaam*)	Diloc (udh)
	Surazem (udh)
	Tiadil®
	Tildiem®
	Viazem SR (udh)
Dimenformon (udh)	estradiol
dimercaprol (*stofnaam*)	British anti lewisite (BAL)
dimethylaminofenol, 4-	DMAP, 4-®
dimethylftalaat	Citrola (udh)
dimethylfumaraat+ethylwater- stoffumaraat	Fumaderm® (artsenverklaring)
dimethylpolysiloxaan	dimeticon (*stofnaam*)
dimethylsulfoxide (*stofnaam*)	DMSO
dimeticon	Aeropax®
	Carboticon (udh)
	Ceolat (udh)
	dimethylpolysiloxaan
	Polysilane (udh)
	Silicon®
dimeticon+algeldraat+magnesium- hydroxide	Maalox Plus®
dimetindeen	Fenistil®
dinatriumwaterstoffosfaat+ natriumdiwaterstoffosfaat	Clyssie fosfaatclysma® (voorheen Practo-Clyss)
	Colex® (voorheen Fleet klysma)
	Phosphoral®
	Practo-Clyss, zie Clyssie fosfaatclysma®
dinoprost	prostaglandine F2α
	Prostin F2 alpha (udh)

dinoproston	Cerviprost (udh)
	Prepidil®
	Propess®
	prostaglandine E2
	Prostin E2®
Dionosil (udh)	propyliodon
Diopine®	dipivefrine
Diovan®	valsartan
Dipentum (udh)	olsalazine
Dipeptiven®	alanylglutamine
Diphantoïne®	fenytoïne-natrium
Diphantoïne-Z®	fenytoïne-zuur
Dipidolor®	piritramide
Dipiperon®	pipamperon
dipivefrine	Diopine®
Diprivan®	propofol
Diprolene®	betamethason
Diprosalic®	betamethason+salicylzuur
Diprosone®	betamethason
Dipsan (udh)	calciumcarbimide
Dipyridamol® (*stofnaam*)	Persantin®
dipyridamol+acetylsalicylzuur	Asasantin Retard®
Dirytmin (udh)	disopyramide
Disipal (udh)	orfenadrine
Disipaletten (udh)	orfenadrine
Disopyramide® (*stofnaam*)	Dirytmin (udh)
	Ritmoforine®
	Rythmodan (udh)
Distamine (udh)	penicillamine
distigmine	Ubretid®
Distraneurine (udh)	clomethiazol

disulfiram	Antabus®
	Espéral (udh)
	Refusal®
ditranol	cignoline
	Psoricrème (udh)
DiurAce®	fosinopril+hydrochloorthiazide
Divina (udh)	estradiol+medroxyprogesteron
Divoquat forte (udh)	benzalkonium+alkyldimethylethyl- benzylammonium
Divotel CN (udh)	natriumhypochloriet
Dixarit®	clonidine
DKTP-Hib-vaccin 'NVI'®	difterievaccin+kinkhoestvaccin+ tetanusvaccin+poliomyelitisvaccin+ haemophilus-influenzae-B-vaccin
DKTP-vaccin 'NVI'®	difterievaccin+kinkhoestvaccin+ tetanusvaccin+poliomyelitisvaccin
DMAP, 4-®	dimethylaminofenol, 4-
DMSO	dimethylsulfoxide (*stofnaam*)
Dobax (udh)	dobutamine
Dobutamine® (*stofnaam*)	Dobax (udh)
	Dobutrex (udh)
Dobutrex (udh)	dobutamine
docetaxel	Taxotere®
docusaat	docusinezuur (*stofnaam*)
docusinezuur	docusaat
	Norgalax®
docusinezuur+sorbitol	Klyx®
dofetilide	Tikosyn (udh)
Dogmatil®	sulpiride
Dohyfral Vitamine AD3 (udh)	retinol+colecalciferol
Dohyfral Vitamine D (udh)	colecalciferol

dolasetron	Anzemet (udh)
Dolazol (udh)	indometacine
Dolocid®	diflunisal
Dolviran N (udh)	acetylsalicylzuur+coffeïne+codeïne
Dometin®	indometacine
Domperidon® (*stofnaam*)	Gastrocure®
	Maagklachten en misselijkheid
	domperidon®
	Motilium®
donepezil (*stofnaam*)	Aricept
Dopacard (udh)	dopexamine
dopamine	Dopamine HCl 'ICN' (udh)
	Dynatra Dopamine®
	Intropin (udh)
Dopamine HCl 'ICN' (udh)	dopamine
Dopergin (udh)	lisuride
dopexamine	Dopacard (udh)
Dopram®	doxapram
Doriden (udh)	glutethimide
Dormicum®	midazolam
Dormonoct®	loprazolam
dornase	Pulmozyme®
	streptodornase
dornase+fibrinolysine	Elase (udh)
dornase+streptokinase	Varidase (udh)
Dorsiflex®	mefenoxalon
dorzolamide	Trusopt®
dorzolamide+timolol	Cosopt®
Dostinex®	cabergoline
dosulepine	Prothiaden®
Dotarem®	gadoteerzuur

Dovers poeder	Ipecacuanhapreparaat+
	    kaliumsulfaat+opiumpreparaat
	    (*stofnaam*)

Dovobet®	betamethason+calcipotriol
Dovonex (udh)	calcipotriol
Doxapram	Dopram®
doxazosine	Alfadil (udh)
	Cardura®
	Progandol neo®
	Zoxan®
doxepine	Quitaxon (udh)
	Sinequan®
Doxergan (udh)	oxomemazine
Doxidem (udh)	doxycycline
Doxorubicine® (*stofnaam*)	adriamycine
	Adriblastina®
	Doxorubin®
doxorubicine, liposomaal	Caelyx®
	Myocet®
Doxorubin®	doxorubicine
Doxycycline® (*stofnaam*)	Atridox®
	Dagracycline (udh)
	Doxidem (udh)
	Doxy-Dagra (udh)
	Doxy Disp (udh)
	Doxymycin (udh)
	Dumoxin (udh)
	Neo-Dagracycline (udh)
	Unidox (udh)
	Vibramycin®
	Vibra-S (udh)

Doxy-Dagra (udh)	doxycycline
Doxy Disp (udh)	doxycycline
Doxymycin (udh)	doxycycline
Dramamine (udh)	difenhydramine
Dridase®	oxybutynine
Drogenil®	flutamide
dronabinol	delta-9-tetrahydrocannabinol
	Marinol® (artsenverklaring)
	THC, delta-9-
drop	zoethoutpreparaat (*stofnaam*)
droperidol	Dehydrobenzperidol®
droperidol+fentanyl	Thalamonal (udh)
drotrecogine alfa, geactiveerd	proteïne C, geactiveerd
	Xigris®
Droxaryl (udh)	bufexamac
druivensuiker	glucose (*stofnaam*)
Dry Eye Gel®	carbomeer
DTIC (udh)	dacarbazine
DTP-vaccin 'NVI'®	difterievaccin+tetanusvaccin+
	poliomyelitisvaccin
dubbelkoolzure soda	natriumwaterstofcarbonaat (*stofnaam*)
Dulcodruppels® (voorheen Laxoberon)	picozwavelzuur
Dulcolax®	bisacodyl
duloxetine	Cymbalta®
	Yentreve
Dumoxin (udh)	doxycycline
Duodopa®	levodopa+carbidopa
Duofilm®	salicylzuur+melkzuur
Duovisc LV®	hyaluronzuur+chondroïtinezwavelzuur
Duphalac®	lactulose
Duphaston®	dydrogesteron

Durabolin (udh)	nandrolon
Duratears Free®	povidon
Duratears Z®	paraffine+vaseline+wolvet
Duratears-oogdruppels®	hypromellose+dextran
Durogesic®	fentanyl
Duspatal®	mebeverine
Duspatalin®	mebeverine
dutasteride	Avodart®
Dutiplast (udh)	alcohol+chloorhexidine
Dutonin (udh)	nefazodon
Duvadilan (udh)	isoxsuprine
Dyazide (udh)	triamtereen+hydrochloorthiazide
dydrogesteron	Duphaston®
dydrogesteron+estradiol	Climaston continu®
	Femoston®
	Femoston continu®
	Femphascyl
	Zumeston (udh)
Dynastat®	parecoxib
Dynatra Dopamine®	dopamine
Dysport®	botuline A toxine
Dyta-Urese®	triamtereen+epitizide
Dytac (udh)	triamtereen
Dytenzide®	triamtereen+hydrochloorthiazide

E

ebastine	Kestine®
Ebixa®	memantine
Ebrantil®	urapidil
EchoGen (udh)	perflenapent
Echovist (udh)	galactose
econazol	Pevaryl®
ecothiopaat	Phospholine iodide (udh)
Edecrin (udh)	etacrynezuur
Edetaat FNA	edetinezuur
edetinezuur	Edetaat FNA
	EDTA
edrofonium	Tensilon (udh)
EDTA	edetinezuur (*stofnaam*)
Eenalfadrie (udh)	alfacalcidol
efalizumab	Raptiva®
efavirenz	Stocrin®
Efexor®	venlafaxine
Effortil (udh)	etilefrine
Efudix®	fluorouracil
Egacene (udh)	hyoscyamine
Elase (udh)	dornase+fibrinolysine
Eldepryl®	selegiline
Eldisine (udh)	vindesine

Eldopal (udh)	levodopa
eletriptan	Relpax®
Elidel®	pimecrolimus
Eligard®	leuproreline
Elisor®	pravastatine
Elkin (udh)	amiloride+furosemide
Elmex fluid (udh)	dextaflur+olaflur
Elocon®	mometason
EloHAES®	hydroxyethylzetmeel
Elovent®	mometason
Eloxatin®	oxaliplatine
Eltroxin®	levothyroxine
Elyzol (udh)	metronidazol
Emadine®	emedastine
Emconcor (udh)	bisoprolol
Emcor®	bisoprolol
Emcoretic®	bisoprolol+hydrochloorthiazide
emedastine	Emadine®
Emend®	aprepitant
emepronium	Cetiprin (udh)
Emesafène®	meclozine+pyridoxine
Emeside (udh)	ethosuximide
Eminase (udh)	anistreplase
Emla®	lidocaïne+prilocaïne
Emovate®	clobetason
Emselex®	darifenacine
Emthexate®	methotrexaat
emtricitabine	Emtriva®
Emtriva®	emtricitabine
Enablex	tenidap (*stofnaam*)
Enalapril® (*stofnaam*)	Renitec®

Enalapril+Hydrochloorthiazide® *(stofnaam)*	Co-Renitec®
	Renitec Plus®
enalaprilaat	Renitec I.V. (udh)
Enantynum (udh)	dexketoprofen
Enbrel®	etanercept
En-De-Kay thixotrope Fluogel®	natriumfluoride+waterstoffluoride
Endobil (udh)	jodoxaminezuur
Endofalk®	macrogol
Endorem®	ferumoxtran-10
Endosgel®	chloorhexidine
Endoxan®	cyclofosfamide
endralazine	Miretilan (udh)
enfluraan	Alyrane (udh)
	Ethrane®
enfuvirtide	Fuzeon®
Engels zout	magnesiumsulfaat *(stofnaam)*
Engerix-B®	hepatitis-B-vaccin
enoxaparine	Clexane®
enoximon	Perfan®
entacapon	Comtan®
Entero-Vioform (udh)	clioquinol
Entocort®	budesonide
Entonox®	lachgas
Entosorbine-N®	tannalbumine
Enturen (udh)	sulfinpyrazon
Envacar (udh)	guanoxan
EPA	omega-3-olie, gezuiverd *(stofnaam)*
Epanutin®	fenytoïne-natrium
Epaxal®	hepatitis-A-vaccin
epi-adriamycine, 4'-	epirubicine *(stofnaam)*

EpiAnal® (voorheen Alcos-anal en | polidocanol+oleaatnatrium
Epinal) |
epimestrol | Stimovul (udh)
Epinal (udh), zie EpiAnal® | polidocanol+oleaatnatrium
Epinefrine® (*stofnaam*) | Adrenaline®
| Anapen®
| EpiPen®
| Eppy (udh)
epinefrine+lidocaïne | Lidocaton-Epinefrine (udh)
| Lignospan special®
| Xylocaïne-Adrenaline®
EpiPen® | epinefrine
epirubicine | epi-adriamycine, 4'-
| Farmorubicine®
Epitomax® | topiramaat
Epitriam (udh) | triamtereen+epitizide
Epivir® | lamivudine
eplerenon | Inspra®
EPO | epoëtine (*stofnaam*)
Epodyl (udh) | etoglucide
epoëtine | EPO
| Epoxitin (alfa) (udh)
| Eprex® (alfa)
| erythropoietin
| NeoRecormon® (beta)
| Recormon (beta) (udh)
| r-HuEPO
epoprostenol | Flolan®
Eposin (udh) | etoposide
Epoxitin (alfa) (udh) | epoëtine
Eppy (udh) | epinefrine

Eprex® (alfa)	epoëtine
eprosartan	Teveten®
eprosartan+hydrochloorthiazide	Teveten Plus®
epsilon-aminocapronzuur	aminocapronzuur (*stofnaam*)
eptacog alfa, geactiveerd	factor VII, geactiveerd recombinant
	NovoSeven®
eptifibatide	Integrilin®
eptotermine alfa	botgroeifactor 7
	OP-1
	Osigraft® (voorheen Osteogeen proteïne 1
	'Howmedica')
Erbitux®	cetuximab
Ercycof (udh)	ergotamine+coffeïne+cyclizine
Ergamisol (udh)	levamisol
ergocalciferol	Calciferol (udh)
	vitamine D2
Ergocoffeïne (udh)	ergotamine+coffeïne
Ergocoffeïne FNA	ergotamine+coffeïne
Ergometrine® (*stofnaam*)	Ermetrine (udh)
ergotamine+coffeïne	Cafergot®
	Ergocoffeïne (udh)
	Ergocoffeïne FNA
ergotamine+coffeïne+cyclizine	Ercycof (udh)
	Migril (udh)
ergotamine+coffeïne+meclozine	Neo-Cranimal (udh)
erlotinib	Tarceva®
Ermetrine (udh)	ergometrine
Ervevax (udh)	rubellavaccin
Erwinase®	asparaginase
EryACNE®	erytromycine
Eryc (udh)	erytromycine

Eryderm®	erytromycine
Eryfer (udh)	ferrosulfaat
Erythrocine®	erytromycine
erythropoietin	epoëtine (*stofnaam*)
Erytromycine® (*stofnaam*)	Akne-mycin®
	EryACNE®
	Eryc (udh)
	Eryderm®
	Erythrocine®
	Inderm®
	Stiemycin®
	Zineryt®
erytromycine+colistine	Simplex antibiotisch cement
	colistine/erytromycine®
escitalopram	Lexapro®
Esidrex (udh)	hydrochloorthiazide
esketamine	Ketanest-S®
Eskazole®	albendazol
Esmeron®	rocuronium
esmolol	Brevibloc®
esomeprazol	Esopral®
	Nexium®
Esopral®	esomeprazol
Espéral (udh)	disulfiram
Estandron-prolongatum (udh)	estradiol+testosteron
Estaro (udh)	nitroglycerine
Estracomb TTS®	estradiol+norethisteron
Estracyt®	estramustine
Estraderm Matrix (udh)	estradiol
Estraderm TTS (udh)	estradiol
Estradiol® (*stofnaam*)	Aerodiol®

▶

◀ Estradiol® (*stofnaam*)	Alora
	Climara®
	Dermestril Matrixfilm®
	Dermestril Septem®
	Dimenformon (udh)
	Estraderm Matrix (udh)
	Estraderm TTS (udh)
	Estradot (udh)
	Estreva (udh)
	Estring (udh)
	Estrofem®
	Fem 7 (udh)
	Lyrelle
	Meno-implant®
	Menorest (udh)
	Progynon-depot (udh)
	Progynova®
	Sandrena (udh)
	Systen®
	Vagifem®
	Zumenon®
estradiol+cyproteron	Climene 28®
estradiol+diënogest	Climodien®
estradiol+drospirenon	Angeliq®
estradiol+dydrogesteron	Climaston continu®
	Femoston®
	Femoston continu®
	Femphascyl
	Zumeston (udh)
estradiol+levonorgestrel	Fem 7 Sequi (udh)
estradiol+medroxyprogesteron	Divina (udh)

estradiol+norethisteron	Activelle®
	Estracomb TTS®
	Kliogest®
	Trisequens®
estradiol+norgestrel	Cyclocur®
estradiol+testosteron	Estandron-prolongatum (udh)
Estradot (udh)	estradiol
Estradurin®	polyestradiolfosfaat+mepivacaïne
estramustine	Estracyt®
Estreva (udh)	estradiol
Estring (udh)	estradiol
estriol	Ortho-Gynest (udh)
	Ovestin (udh)
	Synapause-E 3®
Estrofem®	estradiol
Estulic (udh)	guanfacine
etacrynezuur	Edecrin (udh)
Etalpha®	alfacalcidol
etanercept	Enbrel®
ETD-disinfectant (udh)	glutaral
ethambutol	Myambutol®
ethanol	alcohol
	ethylalcohol
	spiritus
ethanol+glutaral	Incidin Perfekt Spray®
ethanol+povidon-jood	Betadine alcohol®
ethanol+propanol	Mikrozid Liquid®
ethinylestradiol	Lynoral®
ethinylestradiol+cyproteron	Diane-35®
	Gynofen®
	Minerva®

ethinylestradiol+desogestrel	Gracial (udh)
	Marvelon®
	Mercilon®
	Ovidol®
ethinylestradiol+drospirenon	Yasmin®
ethinylestradiol+etonogestrel	NuvaRing®
ethinylestradiol+etynodiol	Ovulen 50 (udh)
ethinylestradiol+gestodeen	Femodeen®
	Gynera®
	Harmonet (udh)
	Meliane®
	Minulet®
	Triodeen®
	Tri-Minulet (udh)
ethinylestradiol+levonorgestrel	Binordiol (udh)
	Lovette®
	Microgynon®
	Neogynon 21®
	Neo-Stediril (udh)
	Rigevidon®
	Stediril®
	Triagynon (udh)
	Trigynon®
	Trinordiol®
ethinylestradiol+lynestrenol	Fysioquens (udh)
	Lyndiol® (udh)
	Mini Pregnon (udh)
	Ministat®
	Ovanon (udh)
	Ovostat (udh)
	Pregnon 28 (udh)

ethinylestradiol+norelgestromine	Evra®
ethinylestradiol+norethisteron	Primosiston (udh)
	Modicon®
	Neocon®
	TriNovum®
ethinylestradiol+norgestimaat	Cilest®
ethosuximide	Emeside (udh)
	Ethymal®
	Zarontin (udh)
Ethrane®	enfluraan
ethylalcohol	ethanol (*stofnaam*)
ethyleenoxide	Carox (udh)
	Ethyleenoxide 'Air products'®
	Freox (udh)
	Mel-gas (udh)
	Steri-Gas®
Ethyleenoxide 'Air Products'®	ethyleenoxide
ethylparahydroxybenzoaat (*stofnaam*)	Nipagin A
Ethymal®	ethosuximide
Ethyol®	amifostine
etidroninezuur	Didronel (udh)
etidroninezuur+calciumcarbonaat	Didrokit®
etilefrine	Effortil (udh)
etoglucide	Epodyl (udh)
etomidaat	Etomidaat-Lipuro®
	Hypnomidate®
Etomidaat-Lipuro®	etomidaat
etonogestrel	Implanon®
etonogestrel+ethinylestradiol	NuvaRing®
Etopophos (udh)	etoposide

etoposide	Eposin (udh)
	Etopophos (udh)
	Toposin®
	Vepesid®
	VP 16213
etoricoxib	Arcoxia®
	Auxib®
Eucardic®	carvedilol
Euceta (udh)	aluminiumacetotartraat
eugenol	Kiespijnwatjes 'Koh-I-Noor' (udh)
Euglucon (udh)	glibenclamide
Euhypnos (udh)	temazepam
Eulexin (udh)	flutamide
Euphyllin (udh)	theofylline
Euphylong (udh)	theofylline
Eusaprim (udh)	co-trimoxazol
	trimethoprim+sulfamethoxazol
Euthyrox®	levothyroxine
Evista®	raloxifeen
Evra®	ethinylestradiol+norelgestromine
Exelon®	rivastigmine
exemestaan	Aromasin®
Ex-Lax (udh)	fenolftaleïne
Exluton (udh)	lynestrenol
Exorex	koolteerpreparaat (*stofnaam*)
Exosurf (udh)	colfosceril
Extravit C (udh)	ascorbinezuur
Exubera®	insuline, gewoon
E-Z-CAT®	bariumsulfaat
ezetimib	Ezetrol®
Ezetrol®	ezetimib
E-Z-HD®	bariumsulfaat

F

Fabrazyme®	agalsidase beta
factor VII	Factor VII-concentraat 'CLB'®
Factor VII-concentraat 'CLB'®	factor VII
factor VII, geactiveerd recombinant	eptacog alfa, geactiveerd (*stofnaam*)
factor VIII	Aafact®
	Factor VIII-M 'CLB' (udh)
	Hemofil M®
	Hyate:C (udh)
	Monoclate-P (udh)
Factor VIII-M 'CLB' (udh)	factor VIII
factor VIII, recombinant	octocog alfa (*stofnaam*)
factor VIII+Von Willebrandfactor	Haemate P®
	Immunate®
	Von Willebrandfactor-SD (udh)
factor IX	Christmas-factor
	Factor IX P 'Behring' (udh)
	Immunonine®
	Mononine®
	Nonafact®
factor IX complex	protrombine complex (*stofnaam*)
Factor IX P 'Behring' (udh)	factor IX

factor XIII	Factor XIII 'BPL' (udh)
	Fibrogammin P®
Factor XIII 'BPL' (udh)	factor XIII
famciclovir	Famvir oraal®
Famel Broomhexine HCl, zie Streptuss bij vastzittende hoest®	broomhexine
Famel Efedrine HCl (udh)	creosoot+efedrine
Famotidine® (*stofnaam*)	Maagzuurremmer famotidine®
	Pepcid®
	Pepcidin®
	Pepdine (udh)
Famvir cutaan (udh)	penciclovir
Famvir oraal®	famciclovir
Fansidar (udh)	sulfadoxine+pyrimethamine
Fansimef (udh)	sulfadoxine+pyrimethamine+mefloquine
Faslodex®	fulvestrant
Farlutal®	medroxyprogesteron
Farmorubicine®	epirubicine
Fasigyn (udh)	tinidazol
Faslodex®	fulvestrant
Fasturtec®	rasburicase
febarbamaat	G-Tril (udh)
fedrilaat	Tussefan (udh)
fedrilaat+guaifenesine	Tussefan expectorans (udh)
Feiba S-TIM 4®	protrombine complex, geactiveerd
felbamaat	Taloxa®
fel tauri inspissatum	galpreparaat (*stofnaam*)
Feldene (udh)	piroxicam
Felodipine® (*stofnaam*)	Plendil®
	Renedil (udh)
felodipine+metoprolol	Logimax (udh)

felodipine+ramipril	Triapin (udh)
Fem 7 (udh)	estradiol
Fem 7 Sequi (udh)	estradiol+levonorgestrel
Femapirin®	ibuprofen
Femara®	letrozol
Femerital®	paracetamol+coffeïne+ambucetamide
Femex (udh)	naproxen
Femodeen®	ethinylestradiol+gestodeen
Femoston®	estradiol+dydrogesteron
Femoston continu®	estradiol+dydrogesteron
Femphascyl	estradiol+dydrogesteron (*stofnaam*)
Fempres (udh)	moëxipril
fenelzine	Nardil® (artsenverklaring)
feneticilline	Broxil®
	penicilline B
fenfluramine	Kataline (udh)
	Ponderal (udh)
Fenistil®	dimetindeen
Fenobarbital® (*stofnaam*)	Luminal (udh)
fenol (*stofnaam*)	carbolzuur
fenol+calamine+zinkoxide	Calaminelotion FNA
fenolftaleïne (udh)	Ex-Lax (udh)
	Fructines (udh)
fenolftaleïne+paraffine	Agarol (udh)
fenoprofen	Fepron (udh)
fenoterol	Berotec®
	Partusisten®
fenoterol+ipratropium	Berodual®
Fenoxidem (udh)	fenoxymethylpenicilline
fenoxybenzamine	Dibenyline (udh)

Fenoxymethylpenicilline® *(stofnaam)*	Acipen®
	Fenoxidem (udh)
	penicillin V
Fenprocoumon® *(stofnaam)*	Marcoumar®
Fentanyl® *(stofnaam)*	Durogesic®
fentanyl+droperidol	Thalamonal (udh)
fentolamine	Regitine®
fenylbutazon	Butazolidin®
fenylbutyraat	Ammonaps (udh)
fenylefrine	Boradrine®
	Fenylefrine HCl Monofree®
	Visadron®
Fenylefrine HCl Monofree®	fenylefrine
fenylefrine+zinksulfaat	Zincfrin (udh)
fenylfenol+clorofeen	Lyorthol®
fenytoïne *(stofnaam)*	phenytoinum
fenytoïne-natrium	Diphantoïne®
	Epanutin®
fenytoïne-zuur	Diphantoïne-Z®
Fepron (udh)	fenoprofen
Fermathron®	hyaluronzuur
Fermavisc (udh)	hyaluronzuur
Fero-gradumet®	ferrosulfaat
ferriammoniumcitraat+ glycerofosforzuur	Pleegzuster Bloedwijn (udh)
ferrioxidesaccharaat	Venofer®
Ferriprox®	deferipron
Ferrlecit (udh)	ijzernatriumgluconaat complex
Ferrofumaraat® *(stofnaam)*	Ferumat (udh)
ferrogluconaat	Losferron®
Ferrograd®	ferrosulfaat

ferrosulfaat	Eryfer (udh)
	Fero-gradumet®
	Ferrograd®
	Liquifer (udh)
ferucarbotran	Resovist®
Ferumat (udh)	ferrofumaraat
ferumoxsil	Lumirem®
ferumoxtran-10	Endorem®
Fevarin®	fluvoxamine
fexofenadine	Telfast®
Fiberform®	zemelenpreparaat
Fiboran (udh)	aprindine
fibrinogeen	Haemocomplettan P® (voorheen
	Haemocomplettan HS)
fibrinogeen+trombine	Tachosil®
fibrinolysine (*stofnaam*)	trombine E
fibrinolysine+dornase	Elase (udh)
Fibrogammin P®	factor XIII
filgrastim	G-CSF, r-metHu
	Neupogen®
finasteride	Chibro Proscar®
	Propecia® (uitsluitend bij alopecia)
	Proscar® (uitsluitend bij prostaat-
	hyperplasie)
Finimal®	paracetamol+coffeïne
Finipect (udh)	noscapine
Fixim (udh)	cefixim
Flagyl®	metronidazol
Flammacerium®	zilversulfadiazine+cerium(-III)nitraat
Flammazine®	zilversulfadiazine
Flarex®	fluormetholon

flavoxaat	Urispas®
Flaxedil (udh)	gallamine
Flebogamma®	immunoglobine, normaal
Flecaïnide® (*stofnaam*)	Tambocor®
Fleet klysma (udh), zie Colex®	dinatriumwaterstoffosfaat+natrium-diwaterstoffosfaat
Flemoxin (udh)	amoxicilline
Flixonase®	fluticason
Flixotide®	fluticason
floctafenine	Idalon (udh)
Flolan®	epoprostenol
Florinef®	fludrocortison
Floxapen®	flucloxacilline
Floxyfral (udh)	fluvoxamine
Fluanxol®	flupentixol
Fluarix (udh)	influenzavaccin
Flucloxacilline® (*stofnaam*)	Floxapen®
	Stafoxil (udh)
Flucon (udh)	fluormetholon
Fluconazol® (*stofnaam*)	Diflucan®
	Fungata (udh)
flucytosine	Ancotil®
fludarabine	Fludara®
Fludara®	fludarabine
Fludex (udh)	indapamide
Fludrocortison® (*stofnaam*)	Florinef®
flufenazine	Anatensol®
	Modecate (udh)
	Moditen (udh)
Fluimucil®	acetylcysteïne
Flumazenil® (*stofnaam*)	Anexate®

flumetason	Locacorten®
flumetason+clioquinol	Locacorten-Vioform®
flumetason+salicylzuur	Locasalen®
Flunarizine® (*stofnaam*)	Sibelium®
flunisolide	Syntaris®
Flunitrazepam® (*stofnaam*)	Rohypnol (udh)
fluocinolonacetonide	Synalar (udh)
fluocinolonacetonide+broxyquinoline	Synalar + D.B.O. (udh)
fluocinolonacetonide+neomycine+	Synalar Bi-otic (udh)
polymyxine B	
fluocinonide	Topsyne (udh)
fluocortolon	Ultralan (udh)
fluocortolon+cinchocaïne	Ultraproct (udh)
Fluoresceïne® (*stofnaam*)	Fluor-i-strip At (udh)
Fluoridetabletten (udh)	natriumfloride
Fluor-i-strip At (udh)	fluoresceïne
fluormetholon	Flarex®
	Flucon (udh)
	FML Liquifilm®
Fluorouracil® (*stofnaam*)	Efudix®
	Fluracedyl®
Fluortabletjes 'SAN' (udh)	natriumfluoride
fluostigmine	Diflupyl (udh)
Fluothane (udh)	halothaan
Fluoxetine® (*stofnaam*)	Prozac®
fluoxymesteron	Halotestin (udh)
flupentixol	Fluanxol®
fluprednideen	Decoderm (udh)
Fluracedyl®	fluorouracil
Flurazepam® (*stofnaam*)	Dalmadorm®
flurbiprofen	Froben®

fluspirileen	Imap®
Flutamide® (*stofnaam*)	Drogenil®
	Eulexin (udh)
	Flutaplex
Flutaplex	flutamide (*stofnaam*)
Fluticason® (*stofnaam*)	Brisonase (udh)
	Cutivate®
	Flixonase®
	Flixotide®
	Flutide®
	Flutide nasal (udh)
fluticason+salmeterol	Seretide®
	Viani (udh)
Flutide®	fluticason
Flutide nasal (udh)	fluticason
fluvastatine	Canef®
	Lescol®
	Vaditon®
Fluvoxamine® (*stofnaam*)	Fevarin®
	Floxyfral (udh)
FML Liquifilm®	fluormetholon
Folacid (udh)	foliumzuur
Folaemin (udh)	foliumzuur
Folinezuur® (*stofnaam*)	Calciumfolinaat 'Rhône-Poulenc Rorer' (udh)
	citrovorumfactor
	Ledervorin Calcium (udh)
	Leucovorine 'Abic'®
	Leucovorine Calcium 'Mayne' (udh)
	Rescuvolin®
	VoriNa®

Foliumzuur® (*stofnaam*)	Folacid (udh)
	Folaemin (udh)
	vitamine B11
Follegon (udh)	urofollitropine
follitropine	Gonal F®
	Puregon®
fomivirsen	Vitravene (udh)
fondaparinux	Arixtra®
Foradil®	formoterol
Forcaltonin (udh)	recombinant zalmcalcitonine
Forcid®	amoxicilline+clavulaanzuur
Forene®	isofluraan
Forenium (udh)	isofluraan
Forlax®	macrogol
formaldehyde	formaline
	formol
	Sapoform
formaldehyde+alcohol	Incidin Perfekt Spray®
formaldehyde+barnsteenzuurdialdehyde	Gigasept®
formaldehyde+didecyldimethyl-ammonium	Bakta Desinfekt®
formaldehyde+didecyldimethyl-ammonium+glutaral	Tegodor NL (udh)
formaldehyde+isopropanol	CF 17 (udh)
formaline	formaldehyde (*stofnaam*)
formestaan	Lentaron (udh)
formol	formaldehyde (*stofnaam*)
Formoterol® (*stofnaam*)	Foradil®
	Oxis®
formoterol+budesonide	Assieme®
▶	Sinestic®

◄ formoterol+budesonide — Symbicort®
Formule W® — salicylzuur
Forsteo® — teriparatide
Fortovase® — saquinavir
Fortral® — pentazocine
Fortum® — ceftazidim
Fortzaar® — hydrochloorthiazide+losartan
Forzaar® — hydrochloorthiazide+losartan
Fosamax® — alendroninezuur
fosamprenavir — Telzir®
Fosavance® — alendroninezuur+colecalciferol
foscarnet — Foscavir®
Foscavir® — foscarnet
Fosfaatclysma Clyssie® (voorheen — dinatriumwaterstoffosfaat+
    Practo-Clyss)   natriumdiwaterstoffosfaat
fosfenytoïne — Pro-Epanutin (udh)
fosfestrol — diëthylstilbestroldifosfaat
     — Honvan (udh)
fosfomycine — Monuril®
Fosinopril® (*stofnaam*) — Newace®
fosinopril+hydrochloorthiazide — DiurAce®
Fragmin® — dalteparine
framycetine — Neomycine B
     — Soframycine (udh)
     — Sofra-tulle (udh)
framycetine+gramicidine+ — Sofradex®
    dexamethason
Franklinthee (udh) — sennapreparaat
Fraxiparine® — nadroparine
Fraxodi® — nadroparine
Frekasan (udh) — isopropanol

Frenactil®	benperidol
Freox (udh)	ethyleenoxide
Frigiderm (udh)	cryofluoraan
Frisium®	clobazam
Froben®	flurbiprofen
Fromirex®	frovatriptan
frovatriptan	Fromirex®
Fructines (udh)	fenolftaleïne
fructose (*stofnaam*)	laevulose
FSME-Immun®	tekenencefalitisvaccin
Fucidin®	fusidinezuur
Fucithalmic®	fusidinezuur
fulvestrant	Faslodex®
Fumaderm® (artsenverklaring)	dimethylfumaraat+ethylwaterstof-fumaraat
Fungata (udh)	fluconazol
Fungizone®	amfotericine B
Furabid®	nitrofurantoïne
Furacine®	nitrofural
Furadantine®	nitrofurantoïne
Furamide	diloxanide (*stofnaam*)
Furosemide® (*stofnaam*)	Furosidem (udh)
	Fusid (udh)
	Lasiletten®
	Lasix®
	Vesix (udh)
furosemide+amiloride	Elkin (udh)
Furosidem (udh)	furosemide
Fusid (udh)	furosemide
fusidinezuur	Fucidin®
	Fucithalmic®

Fuzeon®	enfuvirtide
Fysioquens (udh)	lynestrenol+ethinylestradiol
fytomenadion	Fytomenadion FNA
	Konakion®
	vitamine K1
Fytomenadion FNA	fytomenadion

G

Gabapentine® (*stofnaam*)	Neurontin®
gadobeenzuur	MultiHance (udh)
gadobutrol	Gadovist®
gadodiamide	Omniscan®
gadopentetinezuur	Magnevist®
gadoteerzuur	Artirem®
	Dotarem®
gadoteridol	Pro-Hance®
Gadovist®	gadobutrol
galactose	Echovist (udh)
	Levovist (udh)
galantamine	Reminyl®
gallamine	Flaxedil (udh)
galpreparaat	fel tauri inspissatum
	rundergal
galpreparaat+pancreatine	Combizym compositum®
Gamma-16 (udh)	immunoglobuline, normaal
Gammagard S/D®	immunoglobuline, normaal
Gammaglobuline	immunoglobuline, normaal (*stofnaam*)
Gammanorm®	immunoglobuline, normaal
GammaQuin® (voorheen Immuno-globuline, menselijk normaal 'CLB')	immunoglobuline, normaal
Gammexaan (udh)	lindaan

Gamophen 800 (udh)	hexachlorofeen
ganciclovir	Cymevene®
	Vitrasert
ganirelix	Orgalutran®
Gantrisin (udh)	sulfafurazol
Garacol®	gentamicine
Garamycin®	gentamicine
Gargilon (udh)	dequalinium
Gastrocure®	domperidon
Gastrogas®	natriumwaterstofcarbonaat+citroenzuur
Gastrografin®	amidotrizoïnezuur
Gastrozepin (udh)	pirenzepine
Gaviscon anijs suspensie®	alginaatnatrium+natriumwaterstof-carbonaat
Gaviscon Extra Sterk (udh)	alginaatnatrium+kaliumwaterstof-carbonaat
G-CSF, r-Hu	lenograstim (*stofnaam*)
G-CSF, r-metHu	filgrastim (*stofnaam*)
Geangin (udh)	verapamil
gejodeerde olie	vetzuurethylesters, gejodeerd (*stofnaam*)
gelatine, absorbeerbaar	Clinispon (udh)
	Curaspon®
	Gelfilm (udh)
	Gelfoam®
	Spongostan®
	Willospon®
gelatine, gemodificeerd	Gelofusine®
	Geloplasma®
gelekoortsvaccin	Arilvax (udh)
	Stamaril®

Gelfilm (udh)	gelatine, absorbeerbaar
Gelfoam®	gelatine, absorbeerbaar
Gelodurat®	myrtuspreparaat
Gelofusine®	gelatine, gemodificeerd
Geloplasma®	gelatine, gemodificeerd
Gelusil (udh)	algeldraat+magnesiumtrisilicaat
gemcitabine	Gemzar®
Gemfibrozil® (*stofnaam*)	Lopid®
Gemzar®	gemcitabine
Genotropin®	somatropine
Gentamicine® (*stofnaam*)	Garacol®
	Garamycin®
	Gentamytrex®
	Gentogram (udh)
	Ophtagram (udh)
	Palacos LV-40 met Gentamicine®
	Palacos R met gentamicine®
	Palamed G®
	Palamix®
	Refobacin Plus®
	Refobacin R®
	Septocoll E®
	Septopal®
gentamicine+clindamycine	Copal®
	Refobacin Revision®
gentamicine+dexamethason	Dexagenta-POS® (voorheen Dexa-Gentamicin)
	Dexamytrex®
Gentamytrex®	gentamicine
Genteal (udh)	hypromellose
Gentogram 80 (udh)	gentamicine

Gentran 40®	dextran 40
Gentran 70®	dextran 70
Gerodyl (udh)	penicillamine
Geroxalen®	methoxsaleen
Gestanon (udh)	allylestrenol
gestodeen+ethinylestradiol	Femodeen®
	Gynera®
	Harmonet (udh)
	Meliane®
	Minulet®
	Tri-Minulet (udh)
	Triodeen®
gestonoron	Depostat (udh)
gestrinon	Nemestran®
GHRH 'Ferring'®	somatoreline
GHRIH	somatostatine (*stofnaam*)
Gigasept®	formaldehyde+barnsteenzuurdialdehyde
Gigasept FF (udh)	barnsteenzuurdialdehyde
Gilurytmal (udh)	ajmaline
Ginecrin®	leuproreline
Ginkgo bilobapreparaat	Tavonin®
glafenine	Glifanan (udh)
glatirameer	COP I
	Copaxone®
	copolymeer I
Glaucocare (udh)	aceclidine
Glaucofrin (udh)	aceclidine+epinefrine
Glauconex (udh)	befunolol
Glaucostat (udh)	aceclidine
Glaupax (udh)	acetazolamide
Gliadel (udh)	carmustine

Glibenclamide® (*stofnaam*)	Daonil (udh)
	Euglucon (udh)
	Hemi-Daonil (udh)
	Semi-Euglucon (udh)
glibenclamide+metformine	Glucovance®
Glibenese (udh)	glipizide
Gliclazide® (*stofnaam*)	Diamicron®
Glifanan (udh)	glafenine
Glimepiride® (*stofnaam*)	Amaryl®
glipizide	Glibenese (udh)
Glivec®	imatinib
Globenicol (udh)	chlooramfenicol
Globuman Berna anti-HAV (udh)	immunoglobuline, normaal
Globuman 'Berna Hepatitis A' (udh)	hepatitis A-immunoglobuline
Glucadol®	glucosamine
GlucaGen®	glucagon
glucagon	GlucaGen®
glucoamylase+invertase	Bi-Myconase (udh)
Glucobay®	acarbose
Glucon Combi®	glucosamine+chondroïtine
Glucophage®	metformine
glucoprotamine	Incidin Plus®
	Sekusept Plus®
Glucôsamine® (*stofnaam*)	Glucadol®
glucosamine+chondroïtine	Glucon Combi®
Glucose® (*stofnaam*)	dextrose
	druivensuiker
	Glucose Irrisol (udh)
	Glucosteril (udh)
Glucose Irrisol (udh)	glucose
Glucosteril (udh)	glucose

Glucovance®	glibenclamide+metformine
glutaaraldehyde	glutaral (*stofnaam*)
glutamaat	glutaminezuur (*stofnaam*)
glutaminezuur	glutamaat
	natriumglutamaat
	ve-tsin
glutaral	Cidex (udh)
	ETD-disinfectant (udh)
	glutaaraldehyde
	Sekumatic FD (udh)
	Thermosept ED®
	Wavicide (udh)
glutaral+alcohol	Incidin Perfekt Spray®
glutethimide	Doriden (udh)
glycerinum	glycerol (*stofnaam*)
glycerofosforzuur	Glycophos®
glycerol (*stofnaam*)	glycerinum
Glycine® (*stofnaam*)	aminoazijnzuur
	Glycine Irrisol (udh)
	glycocoll
Glycine, Irrisol (udh)	glycine
glycocoll	glycine (*stofnaam*)
glycolsalicylaat+benzylnicotinaat	Menthoneurin Spierpijnbalsem (udh)
glycolsalicylaat+levomenthol	Menthoneurin Spierpijncrème (udh)
	(voorheen Menthoneurin zalf)
Glycophos®	glycerofosforzuur
glycopyrronium	Robinul (udh)
Glypressin®	terlipressine
Glytrin (udh)	nitroglycerine
GM-CSF, r-Hu	molgramostim (*stofnaam*)
	sargramostim (*stofnaam*)

gonadoreline	Cryptocur®
	HRF (udh)
	LH-RH
	Lutrelef®
	Relefact LH-RH (udh)
Gonal F®	follitropine
Gopten®	trandolapril
gosereline	Zoladex®
GPO 'CLB'®	plasma-eiwitoplossing, gepasteuriseerd
Gracial (udh)	ethinylestradiol+desogestrel
granisetron	Kytril®
Granocyte®	lenograstim
grepafloxacine	Raxar (udh)
GRF	somatoreline (*stofnaam*)
Grieppoeders 'Meenk' (udh)	acetylsalicylzuur+thiamine
Griepvaccin huisartsinentings-campagne®	influenzavaccin
griseofulvine	Griseofulvine (Fulcin) (udh)
Griseofulvine (Fulcin) (udh)	griseofulvine
groeihormoon	somatropine (*stofnaam*)
G-Tril (udh)	febarbamaat
guanethidine	Ismelin (udh)
guanethidine+epinefrine	Suprexon (udh)
guanfacine	Estulic (udh)
guanoxan	Envacar (udh)
Gutron®	midodrine
Gynera®	ethinylestradiol+gestodeen
Gyno-Daktarin®	miconazol
Gynofen®	cyproteron+ethinylestradiol
Gyno-miconazolnitraat®	miconazol
Gynomyk®	butoconazol

Gyno-Sterosan (udh)	chloorquinaldol
Gyno-Terazol (udh)	terconazol
Gyno-Travogen (udh)	isoconazol

H

HA-1A	nebacumab (*stofnaam*)
Hadex (udh)	natriumhypochloriet
Haemaccel (udh)	polygeline
Haemate P®	factor VIII+Von Willebrandfactor
Haemocomplettan P® (voorheen Haemocomplettan HS)	fibrinogeen
Haemophilus b conjugaat vaccin (udh)	Haemophilus-influenzae-B-vaccin
Haemophilus-influenzae-B-vaccin	Act-HIB®
	Haemophilus b conjugaatvaccin (udh)
	PedvaxHIB (udh)
	Procomvax (udh)
HAES-steril®	hydroxyethylzetmeel
Halamid-d®	tosylchlooramide
Halapur (udh)	tosylchlooramide
Halaquat forte (udh)	benzalkonium+alkyldimethylethyl-benzylammonium
halazepam	Pacinone (udh)
Halciderm (udh)	halcinonide
halcinonide	Halciderm (udh)
Halcion (udh)	triazolam
Haldol®	haloperidol
Halfan (udh)	halofantrine
Halitran AD (udh)	retinol+colecalciferol

halofantrine	Halfan (udh)
halometason	Sicorten (udh)
Haloperidol® *(stofnaam)*	Haldol®
Halotestin (udh)	fluoxymesteron
halothaan	Fluothane (udh)
	Halothane 'Halocarbon' BP (udh)
Halothane 'Halocarbon' BP (udh)	halothaan
Hamamelispreparaat	Hametum®
Hamamelispreparaat+paarde-	Vasoplant (udh)
kastanjepreparaat	Venoplant (udh)
Hametum®	Hamamelispreparaat
Hansaplast eelt- en likdoornpleisters (udh)	salicylzuur
Happy Trip (udh)	cyclizine
Harmonet (udh)	ethinylestradiol+gestodeen
Havrix®	hepatitis-A-vaccin
HB-Vax-DNA (udh)	hepatitis-B-vaccin
HB-Vax-Pro®	hepatitis-B-vaccin
HCG	choriongonadotrofine *(stofnaam)*
Healon®	hyaluronzuur
Hedex (udh)	paracetamol
Hedex Extra (udh)	paracetamol+coffeïne
Helixate (udh)	octocog alfa
Helixate NexGen®	octocog alfa
helse steen	zilvernitraat *(stofnaam)*
Hemi-Daonil (udh)	glibenclamide
hemine	Normosang®
Hemofil M®	factor VIII
Hemohes®	hydroxyethylzetmeel
Hepacare (udh)	hepatitis-B-vaccin
heparine	Calparine (udh)
▶	Heparine 'Leo'®

◀ heparine

	Liquemin (udh)
	Minihep (udh)
	Thromboliquine (udh)
Heparine 'Leo'®	heparine
Heparinoid 'Bayer'®	heparinoïden
heparinoïden	Heparinoid 'Bayer'®
	Hirudoid®
	Lasonil®
heparinoïden+salicylzuur	Mobilat nieuwe formule®
hepatitis A-immunoglobuline	Globuman 'Berna Hepatitis A' (udh)
hepatitis-A-vaccin	Avaxim®
	Epaxal®
	Havrix®
	Vaqta®
hepatitis-A-vaccin+hepatitis-B-vaccin	AmBirix®
	Twinrix Adult®
hepatitis-B-immunoglobuline	anti-HBs immunoglobuline
	HepBQuin® (voorheen Hepatitis B-immunoglobuline 'CLB')
hepatitis-B-vaccin	Engerix-B®
	HB-Vax-DNA (udh)
	HB-Vax-Pro®
	Hepacare (udh)
HepBQuin® (voorheen Hepatitis B-immunoglobuline 'CLB')	hepatitis-B-immunoglobuline
Hepsera®	adefovir
Herbesan®	Rhamnus frangulapreparaat+ sennapreparaat
Herceptin®	trastuzumab
Hermesetas New Taste (udh)	acesulfaam+aspartaam
Hermesetas Original tablet®	saccharine

Hermesetas Original vloeibaar®	cyclaminezuur+saccharine
heroïne	diamorfine (*stofnaam*)
Herpirax koortslipcrème (udh)	aciclovir
hetastarch	hydroxyethylzetmeel (*stofnaam*)
Hetrazan (udh)	diëthylcarbamazine
Hexabrix®	joxaglinezuur
hexachlorofeen	Gamophen 800 (udh)
Hexalen (udh)	altretamine
hexamidine	Hexomedine (udh)
hexaminelevulinaat	Hexvix®
hexaminum	methenamine (*stofnaam*)
Hexastat (udh)	altretamine
hexetidine	Hextril®
Hexomedine (udh)	hexamidine
Hextril®	hexetidine
Hexvix®	hexaminelevulinaat
HGH	somatropine (*stofnaam*)
Hibicet®	cetrimide+chloorhexidine
Hibident (udh) zie Corsodyl®	chloorhexidine
Hibigel (udh) zie Corsodyl®	chloorhexidine
Hibiscrub®	chloorhexidine
Hibisol®	chloorhexidine+isopropanol
Hibitane®	chloorhexidine
Hiconcil (udh)	amoxicilline
Hirudoid®	heparinoïden
Hismanal (udh)	astemizol
Hivid®	zalcitabine
HMG 'Ferring' (udh)	menopauzegonadotrofine
HMS Liquifilm (udh)	medryson
Hoestdrank bij prikkelhoest noscapine®	noscapine

Hoestdrank FNA	ammoniumchloride+anijspreparaat+ zoethoutpreparaat
Hoestdrank/tablet broomhexine®	broomhexine
Hoestil (udh)	acetylcysteïne
Holoxan®	ifosfamide
hondsdolheidvaccin	rabiësvaccin (*stofnaam*)
honing+saccharose+glucose	Melrosum 'Nattermann'®
honing+saccharose+tijmpreparaat	Melrosum (udh)
Honvan (udh)	fosfestrol
Hoofdlotion 'Noury'®	malathion
Hoofdpijncapsules en poeders 'Meenk' (udh)	paracetamol
Hoofdpijnpoeders 'Daro'®	paracetamol+coffeïne+propyfenazon
Hot Coldrex®	paracetamol+ascorbinezuur
houtteer	Sicderma (udh)
HRF (udh)	gonadoreline (*stofnaam*)
HumaJect 30/70®	insuline, gewoon en isofaan
HumaJect NPH (udh)	insuline, isofaan
HumaJect Regular (udh)	insuline, gewoon
Humalog®	insuline lispro
Humalog Mix 25®	insuline lispro+insuline lispro, protamine
Humatin® (artsenverklaring)	paromomycine
Humatrope®	somatropine
Humegon®	menopauzegonadotrofine
Humira®	adalimumab
Humuline®	insuline, gewoon en isofaan
Humuline NPH®	insuline, isofaan
Humuline Regular®	insuline, gewoon
Humuline Zink (udh)	zinkinsuline, kristallijn
Hyabak®	hyaluronzuur

Hyal-drop®
hyaluronidase
hyaluronzuur

hyaluronzuur
Hyason®
Allervisc®
Amvisc (udh)
ArtiVisc®
Biocorneal®
Biolon®
Cicatridina®
Cystistat®
Fermathron®
Fermavisc (udh)
Healon®
Hyabak®
Hyal-drop®
Hylo-COMOD®
Ivisc (udh)
Ivisc+ (udh)
Laservis®
Ocumed Tears®
Ophthalin (udh)
Orthovisc®
Ostenil®
Provisc®
Supartz
Synvisc®
Viscorneal®
Viscoseal®
Visiol®
Vismed®
Vitrax II®

hyaluronzuur+chondroïtinezwavelzuur	Duovisc LV®
	Viscoat®
Hyason®	hyaluronidase
Hyate:C (udh)	factor VIII
Hycamtin®	topotecan
Hydergine (udh)	co-dergocrine
Hydralazine® (*stofnaam*)	Apresoline (udh)
Hydrea®	hydroxycarbamide
Hydro-Adreson (udh)	hydrocortison
Hydrochloorthiazide® (*stofnaam*)	Dichlotride (udh)
	Esidrex (udh)
hydrochloorthiazide+acebutolol	Secadrex (udh)
Hydrochloorthiazide-Amiloride®	Amiloride Comp.®
(*stofnaam*)	Moduretic®
hydrochloorthiazide+atenolol+amiloride	Hykaten (udh)
hydrochloorthiazide+benazepril	Cibadrex (udh)
hydrochloorthiazide+bevantolol	Ranezide (udh)
hydrochloorthiazide+bisoprolol	Emcoretic®
hydrochloorthiazide+candesartan	Atacand Plus®
	Blopresid®
hydrochloorthiazide+captopril	Aceplus (udh)
	Capozide (udh)
hydrochloorthiazide+cilazapril	Vascase Plus (udh)
hydrochloorthiazide+enalapril	Co-Renitec®
	Renitec Plus®
hydrochloorthiazide+eprosartan	Teveten Plus®
hydrochloorthiazide+fosinopril	DiurAce®
hydrochloorthiazide+irbesartan	CoAprovel®
	Karvezide (udh)
hydrochloorthiazide+lisinopril	Lisinopril-Hydrochloorthiazide®
▶	Novazyd®

◄ hydrochloorthiazide+lisinopril   Zestoretic®
hydrochloorthiazide+losartan   Cozaar Plus®
                                        Forzaar®
                                        Fortzaar®
                                        Hyzaar®
                                        Losazid®
hydrochloorthiazide+methyldopa   Hydromet (udh)
hydrochloorthiazide+metoprolol   Selokomb®
hydrochloorthiazide+quinapril   Acuzide®
hydrochloorthiazide+ramipril   Tritazide®
hydrochloorthiazide+telmisartan   Kinzalkomb®
                                        MicardisPlus®
hydrochloorthiazide+timolol+amiloride Moducren (udh)
Hydrochloorthiazide-Triamtereen®   Dyazide (udh)
   (*stofnaam*)   Dytenzide®
hydrochloorthiazide+valsartan   Co-Diovan®
                                        Cotareg®
Hydrocobamine®   hydroxocobalamine
hydrocodon   Codinovo (udh)
Hydrocortison® (*stofnaam*)   Buccalsone®
                                        cortisol
                                        Hydro-Adreson (udh)
                                        Locoid®
                                        Mildison (udh)
                                        Solu-Cortef®
hydrocortison+azijnzuur   Zure oordruppels-hydrocortison FNA
hydrocortison+cinchocaïne+framycetine Proctosedyl®
hydrocortison+miconazol   Daktacort®
hydrocortison+neomycine+natamycine   Pimafucort (udh)
hydrocortison+neomycine+   Otosporin®
   polymyxine B

hydrocortison+oxytetracycline	Terra-Cortril (udh)
hydrocortison+oxytetracycline+ polymyxine B	Terra-Cortril met polymyxine-B®
hydrocortison+pramocaïne	Proctofoam HC (udh)
hydrocortison+ureum	Alphacortison (udh)
	Calmurid HC®
hydrokinine	Inhibin®
Hydromet (udh)	hydrochloorthiazide+methyldopa
hydromorfon	Dilaudid
	Palladon®
hydrotalciet	Ultacit®
Hydroxium (udh)	co-dergocrine
Hydroxocobalamine® (*stofnaam*)	Cyanokit®
	Hydrocobamine®
	vitamine B12a
	vitamine B12b
hydroxycarbamide	Hydrea®
hydroxychloroquine	Plaquenil®
hydroxycolecalciferol, 1α-	alfacalcidol (*stofnaam*)
hydroxyethylrutosiden	Venoruton®
	vitamine P4
hydroxyethylzetmeel	EloHAES®
	HAES-steril®
	Hemohes®
	hetastarch
	HyperHAES®
	Plasmasteril® (artsenverklaring)
	Venofundin®
	Voluven®
hydroxyprogesteron	Proluton depot (udh)

Hydroxyzine® *(stofnaam)*	Atarax®
	Navicalm (udh)
Hygroton (udh)	chloortalidon
Hykaten (udh)	atenolol+hydrochloorthiazide+amiloride
Hylo-COMOD®	hyaluronzuur
hyoscine, l-	scopolamine *(stofnaam)*
hyoscyamine	Egacene (udh)
HyperHAES®	hydroxyethylzetmeel
Hyperlipen®	ciprofibraat
Hyperstat (udh)	diazoxide
Hypertensin (udh)	angiotensinamide
Hypnomidate®	etomidaat
hyprolose	Lacrisert®
Hypromellose® *(stofnaam)*	Genteal (udh)
	Hypromellose Monofree®
	Methocel (udh)
	methylhydroxypropylcellulose
	Pe-Ha-Visco (udh)
hypromellose+dextran	Duratears-oogdruppels®
Hypromellose Monofree®	hypromellose
Hytox chloor HD (udh) en L (udh)	natriumhypochloriet
Hytox chloor T (udh)	trocloseen
Hytrast (udh)	jopydol+jopydon
Hytrin®	terazosine
Hyzaar®	losartan+hydrochloorthiazide

I

ibandroninezuur	Bondronat® (uitsluitend bij maligniteiten)
	Bonviva® (uitsluitend bij osteoporose)
Ibaril®	desoximetason
Ibopamine	Inopamil®
Ibosure (udh)	ibuprofen
Ibumetin (udh)	ibuprofen
Ibuprofen® (*stofnaam*)	Actifen (udh)
	Advil®
	Antigrippine Ibuprofen®
	Brufen®
	Femapirin®
	Ibosure (udh)
	Ibumetin (udh)
	Nurofen® (voorheen Nerofen)
	Relian (udh)
	Sarixell®
	Spidifen®
	Zafen®
ibutilide	Corvert®
ICG-pulsion®	indocyaninegroen
ichthammol	Ichthyol
▶	Trekzalf Daroderm®

◄ ichthammol	trekzalf, zwarte
	tumenol-ammonium
Ichthyol	ichthammol (*stofnaam*)
Idalon (udh)	floctafenine
idarubicine	Zavedos®
idoxuridine	IDU
	Iduridin (udh)
IDU	idoxuridine (*stofnaam*)
Iduridin (udh)	idoxuridine
ifosfamide	Holoxan®
ijsazijn	azijnzuur (*stofnaam*)
ijzerdextrancomplex	CosmoFer®
	Imferon (udh)
ijzernatriumgluconaat complex	Ferrlecit (udh)
ijzersorbitolcitroenzuurcomplex	Jectofer (udh)
Ikorel®	nicorandil
Ilomedine®	iloprost
iloprost	Ilomedine®
	Ventavis®
Imap®	fluspirileen
imatinib	Glivec®
Imferon (udh)	ijzerdextrancomplex
imiglucerase	Cerezyme®
Imigran®	sumatriptan
imipenem+cilastatine	Tiënam®
Imipramine® (*stofnaam*)	Tofranil (udh)
imiquimod	Aldara®
	Zartra (udh)
Immucothel®	immunocyanine
Immukine®	interferon gamma (rb)
Immunate®	factor VIII+Von Willebrandfactor

immunocyanine	Immucothel®
Immunoglobuline i.v.®	immunoglobuline, normaal
Immunoglobuline, menselijk, normaal 'CLB', zie GammaQuin®	immunoglobuline, normaal
immunoglobuline, normaal	Flebogamma®
	Gamma-16 (udh)
	Gammagard S/D®
	Gammanorm®
	GammaQuin® (voorheen Immuno-globuline, menselijk, normaal 'CLB')
	Globuman Berna anti-HAV (udh)
	gammaglobuline
	Immunoglobuline i.v.®
	Immunoglobuline, menselijk, normaal 'CLB', zie GammaQuin®
	Intraglobin F (udh)
	Ivegam (udh)
	Kiovig®
	Nanogam®
	Nordimmun (udh)
	Octagam®
	Subcuvia®
Immunonine®	factor IX
Imodium®	loperamide
Imovane®	zopiclon
Implanon®	etonogestrel
Importal®	lactitol
Impromen®	broomperidol
Imuran®	azathioprine
Inadine (udh)	povidon-jood
Incidal (udh)	mebhydroline

Incidin Perfekt Spray®	ethanol+glutaral
Incidin Plus®	glucoprotamine
Indapamide® *(stofnaam)*	Fludex (udh)
Inderal (udh)	propranolol
Inderetic (udh)	propranolol+bendroflumethiazide
Inderm®	erytromycine
Indigocarmine®	indigokarmijn
indigokarmijn	Indigocarmine®
indinavir	Crixivan®
Indocid®	indometacine
Indocollyre®	indometacine
indocyaninegroen	ICG-pulsion®
	Infracyanine®
Indometacine® *(stofnaam)*	Dolazol (udh)
	Dometin®
	Indocid®
	Indocollyre®
	Indoptol (udh)
Indoptol (udh)	indometacine
InductOs®	dibotermine alfa
Inegy®	ezetimib+simvastatine
Infanrix hexa®	difterievaccin+kinkhoestvaccin+ tetanusvaccin+poliomyelitisvaccin+ haemophilus-influenzae-B-vaccin+ hepatitis-B-vaccin
Infanrix-IPV®	difterievaccin+kinkhoestvaccin+ tetanusvaccin+poliomyelitisvaccin
Infanrix-IPV+Hib®	difterievaccin+kinkhoestvaccin+ tetanusvaccin+poliomyelitisvaccin+ haemophilus-influenzae-B-vaccin
Infergen (udh)	interferon alfacon-1

infliximab	Remicade®
influenzavaccin	Aggrippal (udh)
	Fluarix (udh)
	Griepvaccin huisartsinentings-
	campagne®
	Influvac®
	Invivac®
	MP-Vac (udh)
	Mutagrip (udh)
	Vaxigrip®
Influvac®	influenzavaccin
Infracyanine®	indocyaninegroen
INH	isoniazide (*stofnaam*)
Inhibin®	hydrokinine
Innohep®	tinzaparine
Inopamil®	ibopamine
inositolnicotinaat	Palohex (udh)
Insidon (udh)	opipramol
Inspra®	eplerenon
Instillagel®	lidocaïne+chloorhexidine
Insulatard®	insuline, isofaan
insuline aspart	NovoRapid®
insuline aspart+insuline aspart,	NovoMix 30®
protamine	
insuline detemir	Levemir®
insuline, gewoon	Actrapid®
	Exubera®
	HumaJect Regular (udh)
	Humuline Regular®
	Insulinum Neerlandicum (udh)
	Insuman Infusat®

◀ insuline, gewoon
           Insuman Rapid®
           Isuhuman Infusat (udh)
           Isuhuman Rapid (udh)
           Velosulin®

insuline, gewoon en isofaan
           Actraphane®
           HumaJect 30/70®
           Humuline®
           Insuman Comb®
           Isuhuman Comb (udh)
           Mixtard®
           Penmix (udh)

insuline glargine
           Lantus®
           Optisulin (udh)

Insuline glulisine
           Apidra®

insuline, isofaan
           HumaJect NPH (udh)
           Humuline NPH®
           Insulatard®
           Insulinum NPH (udh)
           Insuman Basal®
           Isuhuman Basal (udh)
           protamine-insuline

insuline lispro
           Humalog®

insuline lispro+insuline lispro,
 protamine
           Humalog Mix 25®

Insulinum Neerlandicum (udh) insuline, gewoon
Insulinum NPH (udh)   insuline, isofaan
Insuman Basal®   insuline, isofaan
Insuman Comb®   insuline, gewoon en isofaan
Insuman Infusat®   insuline, gewoon
Insuman Rapid®   insuline, gewoon
Integrilin®   eptifibatide

interferon alfa (2a)	Roferon-A®
interferon alfa (2b)	IntronA®
interferon alfacon-1	Infergen (udh)
interferon beta (1a)	Avonex®
	Rebif®
interferon beta (1b)	Betaferon®
interferon gamma (1b)	Immukine®
interleukine-2, recombinant	aldesleukine (*stofnaam*)
Intraglobin F (udh)	immunoglobuline, normaal
Intralipid®	sojaolie, gefractioneerd
IntronA®	interferon alfa (2b)
Intropin (udh)	dopamine
Inutest® (artsenverklaring)	sinistrine
invertsuiker	Travert (udh)
Invirase®	saquinavir
Invivac®	influenzavaccin
Iodosorb®	cadexomeerjood
Iomeron®	jomeprol
Iopamiro (udh)	jopamidol
Iopidine®	apraclonidine
Ipecacuanhapreparaat+kaliumsulfaat+ opiumpreparaat (*stofnaam*)	Dovers poeder
Ipecacuanhapreparaat+promethazine+ sulfaguaiacolzuur	Promethazine comp.®
Ipratropium® (*stofnaam*)	Atrovent®
	Ipraxa®
ipratropium+fenoterol	Berodual®
ipratropium+salbutamol	Combivent®
Ipraxa®	ipratropium
irbesartan	Aprovel®
	Karvea (udh)

irbesartan+hydrochloorthiazide	CoAprovel®
	Karvezide (udh)
Irgamid (udh)	sulfadicramide
irinotecan	Campto®
Iscover®	clopidogrel
Ismelin (udh)	guanethidine
Ismo (udh)	isosorbidemononitraat
isoconazol	Gyno-Travogen (udh)
	Travogen (udh)
Isodex®	dextran 40
iso-efedrine	pseudo-efedrine (*stofnaam*)
Isofaam (udh)	acesulfaam+isomalt
Isofluraan® (*stofnaam*)	AErrane®
	Forene®
	Forenium (udh)
Isomeride (udh)	dexfenfluramine
Isoniazide® (*stofnaam*)	INH
	Nidaton (udh)
isoniazide+rifampicine	Rifinah®
Isopaque (udh)	metrizoïnezuur
Isoprenaline® (*stofnaam*)	Aleudrin (udh)
	Medihaler-iso (udh)
isopropanol	Frekasan (udh)
isopropramide	Priamide (udh)
Isoptin®	verapamil
Isopto Carbachol (udh)	carbacholinium
Isopto Carpine®	pilocarpine
Isordil®	isosorbidedinitraat
Isosorbidedinitraat® (*stofnaam*)	Cedocard®
	Isordil®
	Prodicard (udh)

Isosorbidemononitraat® (*stofnaam*)	Ismo (udh)
	Mono-Cedocard®
	Mono Mack (udh)
	Nitrazor (udh)
	Promocard®
Isotretinoïne® (*stofnaam*)	retinoïnezuur, 13-cis
	Roaccutane®
	vitamine A-zuur, 13-cis
Isovist (udh)	jotrolan
Isovorin (udh)	levofolinezuur
isoxsuprine	Duvadilan (udh)
isradipine	Lomir®
Istizin (udh)	dantron
Isuhuman Basal (udh)	insuline, isofaan
Isuhuman Comb (udh)	insuline, gewoon en isofaan
Isuhuman Infusat (udh)	insuline, gewoon
Isuhuman Rapid (udh)	insuline, gewoon
Itraconazol® (*stofnaam*)	Sporanox®
	Trisporal®
ivabradine	Corlentor®
	Procoralan®
Ivegam (udh)	immunoglobuline, normaal
Ivelip®	sojaolie, gefractioneerd
ivermectine	Mectizan
	Stromectol®
Ivisc (udh) en Ivisc+ (udh)	hyaluronzuur
izetimib+simvastatine	Inegy®

J

Jacutin (udh)	lindaan
jalappepreparaat+rheumpreparaat	Rhei compositus, Sirupus (udh)
	Rheum comp. (udh)
Japanse-encephalitisvaccin	Je-vax® (artsenverklaring)
Jectofer (udh)	ijzersorbitolcitroenzuurcomplex
Je-vax® (artsenverklaring)	Japanse-encephalitisvaccin
jobitridol	Xenetix®
jocetaminezuur	Cholebrine (udh)
jodamide	Urombrine (udh)
jodixanol	Visipaque®
jodoxaminezuur	Endobil (udh)
Joflon (udh)	cetrimide+chloorhexidine+jood
johexol	Omnipaque®
jomeprol	Iomeron®
jood+kaliumjodide (*stofnaam*)	Lugols oplossing
joodchlooroxychinoline	clioquinol (*stofnaam*)
jopamidol	Iopamiro (udh)
jopodinezuur	Biloptin (udh)
jopromide	Ultravist®
jopydol+jopydon	Hytrast (udh)
jotalaminezuur	Conray (udh)
jotrolan	Isovist (udh)
jotroxinezuur	Biliscopin (udh)

joversol	Optiray®
joxaglinezuur	Hexabrix®
joxitalaminezuur	Telebrix®
Julapium	zoutzuur

K

Kabikinase (udh)	streptokinase
Kaletra®	lopinavir+ritonavir
Kaliumchloride® (*stofnaam*)	Kalium durettes (udh)
	Slow-K®
Kalium durettes (udh)	kaliumchloride
Kalkwater	calciumhydroxide (*stofnaam*)
kalverbloedextract, eiwitvrij	Solcoseryl (udh)
kamfer	Kamferspiritus®
Kamferspiritus®	kamfer
kamillepreparaat	Chamomillae vulgaris flos
	Kamillosan (udh)
Kamillosan (udh)	kamillepreparaat
Kamynex (udh)	kanamycine
Kanacyn (udh)	kanamycine
kanamycine	Kamynex (udh)
	Kanacyn (udh)
Kans gorgeldrank FNA	aluminiumkaliumsulfaat+zinkchloride
kaolien	bolus alba
	Witte Leem, A. Vogel's (udh)
Kapanol®	morfine
Karvea (udh)	irbesartan
Karvezide (udh)	irbesartan+hydrochloorthiazide
Kataline (udh)	fenfluramine

Keflin®	cefalotine
Keforal®	cefalexine
Kefzol®	cefazoline
Kelatin (udh)	penicillamine
Kemadrin (udh)	procyclidine
Kenacort (udh)	triamcinolon
Kenacort-A®	triamcinolonacetonide
Kenalog (udh)	triamcinolonacetonide+salicylzuur
Kentera®	oxybutynine
Kepivance®	palifermin
Keppra®	levetiracetam
Kerlon®	betaxolol
Kerulac®	tilactase, neutraal
Kerutabs®	tilactase, zuur
Kestine®	ebastine
Ketalar (udh), zie Ketanest-S®	ketamine
ketamine	Ketalar (udh), zie Ketanest-S®
	Ketolar (udh)
Ketanest-S®	esketamine
ketanserine	Ketensin®
ketazolam	Unakalm (udh)
Ketensin®	ketanserine
Ketesse (udh)	dexketoprofen
Ketoconazol® (*stofnaam*)	Nizoral®
Ketolar (udh)	ketamine
Ketoprofen® (*stofnaam*)	Orudis®
	Oscorel®
	Rilies®
ketorolac	Acular®
Ketotifen® (*stofnaam*)	Zaditen®
Kiditard (udh)	kinidine

Kiespijnpoeders 'Meenk' (udh)	acetylsalicylzuur+kinine
Kiespijnwatjes 'Koh-I-Noor' (udh)	eugenol
Kinder Finimal (udh)	paracetamol
Kinderneusdruppels/spray voor verstopte neus xylometazoline HCl®	xylometazoline
Kinderparacetamol®	paracetamol
Kineret®	anakinra
Kinidine® (*stofnaam*)	Cardioquin (udh)
	chinidini sulfas
	Kiditard (udh)
	Kinidine Durettes (udh)
	quinidini sulfas
kinidine (fenobarbitalverb.)	Natisédine (udh)
Kinidine Durettes (udh)	kinidine
Kinine® (*stofnaam*)	chininum
	Quinine dihydrochloride (udh)
kinine+ascorbinezuur	Aflukin-C®
kinkhoestvaccin	Acellulair kinkhoestvaccin®
	Pertussis Vaccine BP 'Wellcome' (udh)
	Tricomponent Acellulair Pertussis Vaccine 'SKB-Biologicals'®
Kinzalkomb®	telmisartan+hydrochloorthiazide
Kinzalmono®	telmisartan
Kiovig®	immunoglobuline, normaal
Kivexa®	abacavir+lamivudine
Klacid®	claritromycine
klaprozenstroop (*stofnaam*)	Rhoeados, sirupus
Klaricid®	claritromycine
Kliogest®	estradiol+norethisteron
Klyx®	docusinezuur+sorbitol
Koelzalf FNA	Unguentum leniens FNA

koepokkenvaccin	pokkenvaccin (*stofnaam*)
Kogenate 'Bayer'®	octocog alfa
Konakion®	fytomenadion
kool, geactiveerd	Norit®
Koolteer FNA	koolteerpreparaat
Koolteeroplossing FNA, reinigende	koolteerpreparaat
koolteerpreparaat	Alphosyl (udh)
	carbonis detergens, solutio
	Exorex
	Koolteer FNA
	Koolteeroplossing FNA, reinigende
	pix lithanthracis
koolteerpreparaat+levomenthol	Denorex Rx®
	Resdan Rx (udh)
Koortslipcrème aciclovir®	aciclovir
Kreon für Kinder®	pancreasenzympreparaat
Kreosoti comp., Sirupus (udh)	creosoot+efedrine
Kreosoti comp. CMN, Sirupus (udh)	Aconitumpreparaat+codeïne+creosoot
Kresolzeep 'Asepta'®	cresol
kristallose	saccharine (*stofnaam*)
Kytril®	granisetron

L

Labetalol® *(stofnaam)*	Trandate®
lachgas	Entonox®
lacidipine	Motens®
Lacrinorm®	carbomeer
Lacrisert®	hyprolose
lactitol	Importal®
lactose *(stofnaam)*	melksuiker
Lactulose® *(stofnaam)*	Duphalac®
	Laxeerdrank lactulose®
	Laxeersiroop 'SAN'®
	Legendal®
laevulose	fructose *(stofnaam)*
Lamictal®	lamotrigine
Lamisil®	terbinafine
lamivudine	Epivir®
	Zeffix®
lamivudine+abacavir	Kivexa®
lamivudine+zidovudine	Combivir®
lamivudine+zidovudine+abacavir	Trizivir®
Lamotrigine® *(stofnaam)*	Lamictal®
Lampren (udh)	clofazimine
Lanitop (udh)	metildigoxine
Lanoxin®	digoxine

lanreotide	Somatuline®
Lansoprazol® (stofnaam)	Prezal®
Lantus®	insuline glargine
Lanvis®	tioguanine
Largactil (udh)	chloorpromazine
Lariam®	mefloquine
laronidase	Aldurazyme®
Laservis®	hyaluronzuur
Lasiletten®	furosemide
Lasix®	furosemide
Lasonil®	heparinoïden
latamoxef	Oxalam (udh)
	moxalactam
latanoprost	Xalatan®
latanoprost+timolol	Xalacom®
laudanum	opiumpreparaat (stofnaam)
	tinctura opii crocata
Laxeerdragee®	bisacodyl
Laxeerdrank lactulose®	lactulose
Laxeersiroop 'SAN'®	lactulose
Laxeertablet bisacodyl®	bisacodyl
laxeerzout	magnesiumsulfaat (stofnaam)
Laxoberon (udh), zie Dulcodruppels®	picozwavelzuur
L-dopa	levodopa (stofnaam)
Ledercort (udh)	triamcinolon
Ledermycin®	demeclocycline
Lederspan (udh)	triamcinolonhexacetonide
Ledertepa®	thiotepa
Ledertrexate (udh)	methotrexaat
Ledervorin Calcium (udh)	folinezuur
leflunomide	Arava®

Legendal®	lactulose
Lendormin®	brotizolam
lenograstim	G-CSF, r-Hu
	Granocyte®
Lentaron (udh)	formestaan
lepirudine	Refludan®
Leponex®	clozapine
Lercadip (udh)	lercanidipine
Lercan (udh)	lercanidipine
lercanidipine	Lercadip (udh)
	Lercan (udh)
	Lerdip®
	Zanidip (udh)
Lerdip®	lercanidipine
Lescol®	fluvastatine
letrozol	Femara®
Leucomax (udh)	molgramostim
Leucovorine 'Abic'®	folinezuur
Leucovorine Calcium 'Mayne' (udh)	folinezuur
Leukeran®	chloorambucil
leukine	sargramostim (*stofnaam*)
leuproreline	Daronda®
	Eligard®
	Ginecrin®
	Lucrin®
Leustatin®	cladribine
levacetylmethadol	Orlaam (udh)
levamisol	Ergamisol (udh)
Levanxol (udh)	temazepam
Levemir®	insuline detemir

levertraan	Lovitran (udh)
	Oleum iecoris aselli (udh)
	vette olie, bevattende retinol+
	colecalciferol+glyceriden van
	onverzadigde vetzuren
levetiracetam	Keppra®
Levitra®	vardenafil
levobunolol	Betagan Liquifilm®
levobupivacaïne	Chirocaïne®
levocabastine	Livocab®
	Livostin (udh)
levocarnitine	Carnitene 'Sigma Tau'®
levocetirizine	Xyzal®
levodopa	Eldopal (udh)
	L-dopa
levodopa+benserazide	Madopar®
	Modopar®
Levodopa-Carbidopa® (*stofnaam*)	Duodopa®
	Sinemet®
levodopa+carbidopa+entacapone	Stalevo®
levofloxacine	Tavanic®
levofolinaat	levofolinezuur (*stofnaam*)
levofolinezuur	Isovorin (udh)
	levofolinaat
	levoleucovorin calcium
levoleucovorin calcium	levofolinezuur (*stofnaam*)
levomenthol (*stofnaam*)	menthol
levomenthol+glycolsalicylaat	Menthoneurin Spierpijncrème (udh)
	(voorheen Menthoneurin zalf)
levomenthol+koolteerpreparaat	Denorex Rx® (voorheen Resdan Rx)
levomenthol+methylsalicylaat	Methylsalicylaat comp.®

Levomepromazine® (*stofnaam*)	Nozinan®
levonorgestrel	Mirena®
	NorLevo®
levonorgestrel+estradiol	Fem 7 Sequi (udh)
levonorgestrel+ethinylestradiol	Binordiol (udh)
	Lovette®
	Microgynon®
	Neogynon®
	Neo-Stediril (udh)
	Rigevidon®
	Stediril®
	Triagynon (udh)
	Trigynon®
	Trinordiol®
Levothyroxine® (*stofnaam*)	Eltroxin®
	Euthyrox®
	T4
	Thyrax®
levothyroxine+liothyronine	Novothyral® (artsenverklaring)
Levovist (udh)	galactose
Levulan Kerastick (udh)	aminolevulinezuur
Lexapro®	escitalopram
Lexotan (udh)	bromazepam
Lexotanil (udh)	bromazepam
LH-RH	gonadoreline (*stofnaam*)
Librium (udh)	chloordiazepoxide
Libronchin prikkelhoest (udh)	noscapine
Libronchin vastzittende hoest (udh)	acetylcysteïne
Lidatrim®	trimethoprim+sulfametrol
Lidocaïne® (*stofnaam*)	Contra haemorrhoides®, zalf
▶	Dentinox suikervrij®

◀ Lidocaïne® (*stofnaam*)   Otalgan®
                                                       Xylocaine®
                                                       Xylocard (udh)
lidocaïne+bismutsubgallaat+zinkoxide   Anaestheticum®
lidocaïne+bismutsubnitraat+zinkoxide   Theranal® (voorheen Zwitsanal zalf)
                                                       Zwitsanal® supp.
lidocaïne+chloorhexidine   Instillagel®
                                                       Urogliss®
lidocaïne+epinefrine   Lidocaton-Epinefrine (udh)
                                                       Lignospan special®
                                                       Xylocaïne-Adrenaline®
lidocaïne+glucose   Xylocaïne-glucose (udh)
lidocaïne+prilocaïne   Emla®
lidocaïne+salicylzuur   Noxacorn (udh)
Lidocaton-Epinefrine (udh)   lidocaïne+epinefrine
lidoflazine   Clinium (udh)
Lignospan special®   lidocaïne+epinefrine
lijnolie (*stofnaam*)   oleum lini
Limbitrol (udh)   amitriptyline+chloordiazepoxide
Lincocin (udh)   lincomycine
lincomycine   Lincocin (udh)
lindaan   Gammexaan (udh)
                                                       Jacutin (udh)
linezolid   Zyvoxid®
Lioresal®   baclofen
liothyronine   Cytomel®
                                                       T3
                                                       trijoodthyronine
liothyronine+levothyroxine   Novothyral® (artsenverklaring)
Lipidem (udh)   sojaolie, gefractioneerd
Lipiodol ultra-fluide®   vetzuurethylesters, gejodeerd

Lipitor®	atorvastatine
Lipobay (udh)	cerivastatine
Lipofundin E (udh) (voorheen Lipofundin S)	sojaolie, gefractioneerd
Lipofundin MCT/LCT®	middellangeketentriglyceriden+sojaolie, gefractioneerd
liponzuur	Thioctan (udh)
Liposic®	carbomeer
Lipostat®	pravastatine
Lipovenös®	sojaolie, gefractioneerd
Liquemin (udh)	heparine
Liquid Polibar®	bariumsulfaat
Liquifer (udh)	ferrosulfaat
Liquifilm tears (udh)	polyvinylalcohol
Lisinopril® (stofnaam)	Novatec®
	Zestril®
Lisinopril-Hydrochloorthiazide® (stofnaam)	Novazyd®
	Zestoretic®
lisuride	Dopergin (udh)
Litarex®	lithiumcitraat
Lithiumcarbonaat® (stofnaam)	Camcolit®
	Priadel®
lithiumcitraat	Litarex®
Litican®	alizapride
Livial®	tibolon
Livocab®	levocabastine
Livostin (udh)	levocabastine
Lobivon®	nebivolol
Locacorten®	flumetason
Locacorten-Vioform®	flumetason+clioquinol
Locasalen®	flumetason+salicylzuur

Locoid®	hydrocortison
Loftyl®	buflomedil
Logimax (udh)	felodipine+metoprolol
Logiparine (udh)	tinzaparine
Logroton (udh)	metoprolol+chloortalidon
Lomir®	isradipine
Lomudal compositum (udh)	cromoglicinezuur+isoprenaline
Lomudal®	cromoglicinezuur
Lomusol®	cromoglicinezuur
Lomuspray (udh)	cromoglicinezuur
lomustine	CCNU
	Cecenu® (artsenverklaring)
	Lucostin (udh)
Loniten (udh)	minoxidil
Lonnoten®	minoxidil
loodpleister	Diachylon (udh)
	trekzalf, gele
Loperamide® (*stofnaam*)	Anti-diarree 'Brocatrade' (udh)
	Diacure®
	Diarem (udh)
	Diarreeremmer loperamide®
	Imodium®
loperamide-oxide	Arestal®
Lopid®	gemfibrozil
lopinavir-ritonavir	Kaletra®
loprazolam	Dormonoct®
Lopresor®	metoprolol
Loprox®	ciclopirox
Loptomit®	timolol
loracarbef	Lorax (udh)
Loramet (udh)	lormetazepam

Loratadine® *(stofnaam)*	Allerfre®
	Claritine®
	Clarityne (udh)
Lorax (udh)	loracarbef
Lorazepam® *(stofnaam)*	Temesta®
Lormetazepam® *(stofnaam)*	Loramet (udh)
	Noctamid®
losartan	Cozaar®
losartan+hydrochloorthiazide	Cozaar Plus®
	Fortzaar®
	Forzaar®
	Hyzaar®
	Losazid®
Losazid®	hydrochloorthiazide+losartan
Losec®	omeprazol
Losferron®	ferrogluconaat
Lotal (udh)	cromoglicinezuur
Lotio alba FNA	zinkoxide+talk
Lotio alba spirituosa FNA	zinkoxide+talk+ethanol
Lovette®	ethinylestradiol+levonorgestrel
Lovitran (udh)	levertraan
Loxapac (udh)	loxapine
loxapine	Loxapac (udh)
Loxazol®	permetrine
Lucosil (udh)	sulfamethizol
Lucostin (udh)	lomustine
Lucrin®	leuproreline
Ludiomil (udh)	maprotiline
Lugols oplossing	jood+kaliumjodide *(stofnaam)*
Lumigan®	bimatoprost
Luminal (udh)	fenobarbital

Lumirem®	ferumoxsil
Lutrelef®	gonadoreline
lutropine alfa	Luveris®
Luveris®	lutropine alfa
lymfocytenimmunoglobuline	thymocytenimmunoglobuline (*stofnaam*)
Lymphoglobuline® (paard)	thymocytenimmunoglobuline
Lyndiol (udh)	lynestrenol+ethinylestradiol
lynestrenol	Exluton (udh)
	Orgametril®
lynestrenol+ethinylestradiol	Fysioquens (udh)
	Lyndiol (udh)
	Mini Pregnon (udh)
	Ministat®
	Ovanon (udh)
	Ovostat (udh)
	Pregnon 28 (udh)
Lynoral®	ethinylestradiol
Lyovac Cosmegen®	dactinomycine
lypressine	Pitressin (udh)
	Vasopressine 'Sandoz' (udh)
Lyrelle	estradiol (*stofnaam*)
Lyrica®	pregabaline
Lysetol®	benzalkonium+fenoxypropanol
Lysodren®	mitotaan
lysol	cresol (*stofnaam*)
Lysol cresolzeep (udh)	cresol

M

Maagklachten en misselijkheid domperidon®	domperidon
Maagzuurremmer famotidine®	famotidine
Maalox®	algeldraat+magnesiumhydroxide
Maalox Plus®	algeldraat+magnesiumhydroxide+ dimeticon
MabCampath®	alemtuzumab
Mabthera®	rituximab
Macmiror (udh)	nifuratel
Macrodex (udh)	dextran 70
macrogol	carbowax
	Endofalk®
	Forlax®
	polyethyleenglycol
Macugen	pegabtanib
Madécassol (udh)	Centellapreparaat
Madicure®	mebendazol
Madopar®	levodopa+benserazide
Madribon (udh)	sulfadimethoxine
magaldraat	Riopan (udh)
Magnesiumsulfaat® (*stofnaam*)	Andrews laxeerpoeder (udh)
	bitterzout
▶	Engels zout

◄ Magnesiumsulfaat® (*stofnaam*)   laxeerzout
         sal amarum
Magnevist®   gadopentetinezuur
Majeptil (udh)   thioproperazine
Malarone®   atovaquon+proguanil
malathion   Hoofdlotion 'Noury'®
         Prioderm®
Maloprim (udh)   dapson+pyrimethamine
Mandol®   cefamandol
mangafodipir   Teslascan®
Mannitol® (*stofnaam*)   Osmosteril (udh)
Mantouxtest   tuberculine (*stofnaam*)
Maprotiline® (*stofnaam*)   Ludiomil (udh)
Marcaïne®   bupivacaïne
Marcaïne-Adrenaline®   bupivacaïne+epinefrine
Marcaïne-Glucose®   bupivacaïne+glucose
Marcoumar®   fenprocoumon
marihuana   cannabispreparaat (*stofnaam*)
Marinol® (artsenverklaring)   dronabinol
Marvelon®   ethinylestradiol+desogestrel
Marzine (udh)   cyclizine
Maxalt®   rizatriptan
Maxidex (udh)   dexamethason
Maxipime (udh)   cefepim
Maxisporin (udh)   cefradine
Maxitrol®   dexamethason+neomycine+
           polymyxine B
mazelenvaccin   Attenuvax (udh)
           Rimevax (udh)
mazindol   Teronac (udh)
Mc Donald's desinfectiereiniger DR (udh) didecyldimethylammonium

Mebendazol® (*stofnaam*)	Anti-Worm®
	Madicure®
	Vermox®
	Wormkuur mebendazol®
mebeverine	Duspatal®
	Duspatalin®
Mebhydroline® (*stofnaam*)	Incidal (udh)
Mebutan®	nabumeton
meclozine	Suprimal®
meclozine+pyridoxine	Emesafène®
Mectizan	ivermectine (*stofnaam*)
Medacinase®	urokinase
medazepam	Nobrium (udh)
Medicanol®	chloorhexidine
Medicarine®	trocloseen
Medihaler-iso (udh)	isoprenaline
medrogeston	Colpro (udh)
medrogeston+oestrogenen, geconjugeerd	Premarin Plus (udh)
Medrol (udh)	methylprednisolon
Medroxyprogesteron® (*stofnaam*)	Depo-Provera®
	Farlutal®
	Provera®
medroxyprogesteron+estradiol	Divina (udh)
medroxyprogesteron+oestrogenen, geconjugeerd	Plentiva 5®
	Premelle (udh)
	Premelle Cycle (udh)
medryson	HMS Liquifilm (udh)
mefenoxalon	Dorsiflex®
mefloquine	Lariam®
mefloquine+sulfadoxine+pyrimethamine	Fansimef (udh)
Mefoxin (udh)	cefoxitine

mefruside	Baycaron (udh)
Megace®	megestrol
Megalotect (udh) (voorheen Cytotect 'Biotest')	cytomegalie-immunoglobuline
Megestrol® (*stofnaam*)	Megace®
	Niagestin (udh)
Meladinine (udh)	methoxsaleen
Meleril (udh)	thioridazine
melfalan	Alkeran®
Mel-gas (udh)	ethyleenoxide
Meliane®	ethinylestradiol+gestodeen
melitraceen	Trausabun (udh)
melksuiker	lactose
	saccharum lactis
Melleretten (udh)	thioridazine
Melleril (udh)	thioridazine
Meloxicam® (*stofnaam*)	Movicox®
Melpool 63/G®	trocloseen
Melpool 70G®	calciumhypochloriet
Melpool 70/20®	calciumhypochloriet
Melquick®	trocloseen
Melrosum (udh)	honing+saccharose+tijmpreparaat
Melrosum extra sterk®	codeïne
Melrosum 'Nattermann'®	honing+saccharose+glucose
memantine	Ebixa®
menadion (*stofnaam*)	vitamine K3
Mencevax ACWY® (artsenverklaring)	meningokokkenvaccin
Meningitec®	meningokokkenvaccin
meningokokkenvaccin	Mencevax ACWY® (artsenverklaring)
	Meningitec®
▶	Meningovax (udh)

◄ meningokokkenvaccin

Meningovax (udh)

Menogon®

Meno-implant®

menopauzegonadotrofine

Menopur®

Menorest (udh)

menthol

Menthoneurin Spierpijnbalsem (udh)

Menthoneurin Spierpijncrème (udh)
(voorheen Menthoneurin zalf)

meperidine

Mepivacaïne® (*stofnaam*)

mepivacaïne+epinefrine

mepivacaïne+polyestradiolfosfaat

mequitazine

merbromine (*stofnaam*)

mercaptamine

mercapto-ethaansulfonzuur

mercaptopurine

Mercilon®

mercurochroom

Meronem®

NeisVac-C®

meningokokkenvaccin

menopauzegonadotrofine

estradiol

HMG 'Ferring' (udh)

Humegon®

Menogon®

Menopur®

Pergonal (udh)

Repronex (udh)

menopauzegonadotrofine

estradiol

levomenthol (*stofnaam*)

glycolsalicylaat+benzylnicotinaat

glycolsalicylaat+levomenthol

pethidine (*stofnaam*)

Scandicaine®

Scandonest zonder vasoconstrictor®

Scandicaïne-Adrenaline (udh)

Estradurin®

Mircol (udh)

mercurochroom

Cystagon®

mesna

Mistabron®

Uromitexan®

Puri-Nethol®

ethinylestradiol+desogestrel

merbromine (*stofnaam*)

meropenem

meropenem	Meronem®
Meruvax-II (udh)	rubellavaccin
Mesalazine® (*stofnaam*)	aminosalicylzuur, 5-
	ASA, 5-
	Asacol®
	Pentasa®
	Salofalk®
mesna	mercapto-ethaansulfonzuur (*stofnaam*)
mesterolon	Proviron®
Mestinon®	pyridostigmine
mesuximide	Celontin®
Metalyse®	tenecteplase
metamizol	Novalgin®
Metamucil®	Plantago ovatapreparaat
metaraminol	Aramine (udh)
metenolon	Primobolan S (udh)
Metformine® (*stofnaam*)	Glucophage®
metformine+glibenclamide	Glucovance®
metformine+rosiglitazon	Avandamet®
methadon	Pinadone methadon®
	Symoron®
Methenamine® (*stofnaam*)	hexaminum
	Reflux (udh)
	Urocedulamin (udh)
Methergin®	methylergometrine
Methocel (udh)	hypromellose
methohexital	Brietal®
Methotrexaat® (*stofnaam*)	Emthexate®
	Ledertrexate (udh)
	Metoject®
	Mexate (udh)

methoxsaleen	Geroxalen®
	Meladinine (udh)
	MOP, 8-
	Oxsoralen (udh)
Methyldopa® (*stofnaam*)	Aldomet®
	Sembrina (udh)
methyldopa+hydrochloorthiazide	Hydromet (udh)
methyleenblauw	methylthionine (*stofnaam*)
methylergometrine	Methergin®
Methylfenidaat® (*stofnaam*)	Concerta®
	Ritalin®
methylfenobarbital	Prominal (udh)
methylhydroxypropylcellulose	hypromellose (*stofnaam*)
methylparabeen	methylparahydroxybenzoaat
	(*stofnaam*)
methylparahydroxybenzoaat	methylparabeen
	Nipagin M
Methylprednisolon® (*stofnaam*)	Depo-Medrol®
	Medrol (udh)
	Metypresol (udh)
	Solu-Medrol®
methylprednisolon+lidocaïne	Depo-Medrol-Lidocaïne®
methylprostaglandine F2α, 15-	carboprost (*stofnaam*)
Methylsalicylaat comp.®	levomenthol+methylsalicylaat
methylthionine (*stofnaam*)	methyleenblauw
methysergide	Deseril®
meticilline	Celbenin (udh)
metildigoxine	Lanitop (udh)
metipranolol	Beta Ophtiole®
metipranolol+pilocarpine	Normoglaucon®
metirosine	Demser (udh)

metixeen

Metoclopramide® *(stofnaam)*

metoclopramide+acetylsalicylzuur

Metoject®

Metopiron®

Metoprolol® *(stofnaam)*

metoprolol+chloortalidon

mctoprolol+fclodipine

Metoprolol-Hydrochloorthiazide®
　(stofnaam)

metrizoïnezuur

Metrodin HP (udh)

Metrogel (udh)

Metronidazol® *(stofnaam)*

Metypresol (udh)

metyrapon

Mexate (udh)

mexiletine

Mexitil (udh)

mezlocilline

Mianserine® *(stofnaam)*

mibefradil

Micardis®

MicardisPlus®

Tremaril (udh)

Primperan®

Migrafin®

methotrexaat

metyrapon

Betaloc (udh)

Lopresor®

Selokeen®

Selozoc (udh)

Selozok (udh)

Logroton (udh)

Logimax (udh)

Selokomb®

Isopaque (udh)

urofollitropine

metronidazol

Elyzol (udh)

Flagyl®

Metrogel (udh)

Rozex®

methylprednisolon

Metopiron®

methotrexaat

Mexitil (udh)

mexiletine

Baypen (udh)

Tolvon®

Posicor (udh)

telmisartan

telmisartan+hydrochloorthiazide

Miconazol® *(stofnaam)*	Daktarin®
	Dermacure®
	Gyno-Daktarin®
	Gyno-miconazolnitraat®
	Zimycan®
miconazol+benzoylperoxide	Acnecare®
	Acnecure (udh)
	Acnidazil®
Miconazol-Hydrocortison® *(stofnaam)*	Daktacort®
Micoren (udh)	prethcamide
Microbar (udh)	bariumsulfaat
Microgynon®	ethinylestradiol+levonorgestrel
Microlax®	sorbitol+natriumlaurylsulfoacetaat
Micropaque®	bariumsulfaat
Microtrast (udh)	bariumsulfaat
Midamor (udh)	amiloride
Midazolam® *(stofnaam)*	Dormicum®
middellangeketentriglyceriden+sojaolie, gefractioneerd	Lipofundin MCT/LCT®
midodrine	Gutron®
Midran (udh)	aprotinine
Mifegyne®	mifepriston
mifepriston	Mifegyne®
miglustat	Zavesca®
Migrafin®	acetylsalicylzuur+metoclopramide
Migril (udh)	ergotamine+coffeïne+cyclizine
Mikrozid liquid®	ethanol+propanol
Mildison (udh)	hydrocortison
milrinon	Corotrope®
Mimpara®	cinacalcet
Minerva®	cyproteron+ethinylestradiol

Minihep (udh)	heparine
Mini Pregnon (udh)	ethinylestradiol+lynestrenol
Minipress (udh)	prazosine
Ministat®	ethinylestradiol+lynestrenol
Minitran®	nitroglycerine
Minocin (udh)	minocycline
Minocycline® (*stofnaam*)	Aknemin (udh)
	Minocin (udh)
	Minotab (udh)
Minotab (udh)	minocycline
Minoxidil® (*stofnaam*)	Loniten (udh)
	Lonnoten®
	Regaine®
Minrin®	desmopressine
Mintacol (udh)	paraoxon
Mintezol (udh)	tiabendazol
Minulet®	ethinylestradiol+gestodeen
Minurin®	desmopressine
Miochol E® (voorheen Miochol)	acetylcholine
Miostat®	carbacholinium
Miraftil®	amlexanox
Mircol (udh)	mequitazine
Mirena®	levonorgestrel
Miretilan (udh)	endralazine
Mirtazapine® (*stofnaam*)	Remeron®
Mirvan (udh)	alclofenac
Misofenac®	diclofenac+misoprostol
misoprostol	Cytotec®
	Procyt (udh)
misoprostol+diclofenac	Arthrotec®
	Misofenac®

Mistabron®	mercapto-ethaansulfonzuur
Mistalin (udh)	mizolastine
Mithracin (udh)	plicamycine
Mitomycin-C 'Kyowa'®	mitomycine
mitomycine	Mitomycin-C 'Kyowa'®
	Mitostil (udh)
	Mutamycin (udh)
Mitostil (udh)	mitomycine
mitotaan	Lysodren®
Mitoxantron® (*stofnaam*)	Novantrone (udh)
mitramycine	plicamycine (*stofnaam*)
Mivacron®	mivacurium
mivacurium	Mivacron®
Mixtard®	insuline, gewoon en isofaan
mizolastine	Mistalin (udh)
	Mizollen®
Mizollen®	mizolastine
Mobilat nieuwe formule®	heparinoïden+salicylzuur
Moclobemide® (*stofnaam*)	Aurorix®
modafinil	Modiodal®
Modalim®	ciprofibraat
Modecate (udh)	flufenazine
Modicon®	ethinylestradiol+norethisteron
Modiodal®	modafinil
Moditen (udh)	flufenazine
Modopar®	levodopa+benserazide
Moducren (udh)	timolol+hydrochloorthiazide+amiloride
Moduretic®	amiloride+hydrochloorthiazide
moëxipril	Fempres (udh)
Mogadon®	nitrazepam

molgramostim	GM-CSF, r-Hu
	Leucomax (udh)
Momentum (udh)	paracetamol
mometason	Asmanex®
	Elocon®
	Elovent®
	Nasonex®
Monaspor (udh)	cefsulodine
Mono-Cedocard®	isosorbidemononitraat
Monoclate-P (udh)	factor VIII
Monoflor®	natriummonofluorfosfaat
Mono Mack (udh)	isosorbidemononitraat
Mononine®	factor IX
Monotard®	zinkinsuline, amorf en kristallijn
Monotrim®	trimethoprim
montelukast	Singulair®
Monuril®	fosfomycine
MOP, 8-	methoxsaleen (stofnaam)
Morfine® (stofnaam)	Kapanol®
	MS Contin®
	Noceptin (udh)
	Oramorph®
	Sevredol (udh)
	Skenan SR (udh)
morfine+atropine	Morphinum comp. (udh)
moroctocog alfa	ReFacto®
MorZet®	nicomorfine
Motens®	lacidipine
Motilium®	domperidon
Movicox®	meloxicam
Moxacef (udh)	cefadroxil

moxalactam	latamoxef (*stofnaam*)
moxifloxacine	Avelox®
moxisylyt (*stofnaam*)	thymoxamine
Moxonidine® (*stofnaam*)	Normatens®
M-Pectil (udh)	acetylcysteïne
MP-Vac (udh)	influenzavaccin
MS Contin®	morfine
mucine	Saliva Orthana®
Mucocil (udh)	acetylcysteïne
Mucodyne® (voorheen Siroxyl)	carbocisteïne
Mucomyst®	acetylcysteïne
Multergan (udh)	thiazinamium
MultiHance (udh)	gadobeenzuur
Mumpsvax (udh)	bofvaccin
mupirocine	Bactroban®
muromonab-CD3	Orthoclone OKT3®
Muse®	alprostadil
mustine	chloormethine (*stofnaam*)
Mustine HCl 'Boots' (udh)	chloormethine
Mutabon (udh)	amitriptyline+perfenazine
Mutagrip (udh)	influenzavaccin
Mutamycin (udh)	mitomycine
Muthesa N (udh)	algeldraat+magnesiumhydroxide
Myambutol®	ethambutol
Mycobutin®	rifabutine
mycofenolzuur	CellCept®
	Myfortic®
Mycospor®	bifonazol
Mydriaticum (udh)	tropicamide
Myfortic®	mycofenolzuur
Myk 1®	sulconazol

Myleran®	busulfan
Myocet®	doxorubicine, liposomaal
Myocrisin (udh)	aurothiobarnsteenzuur
myrtuspreparaat	Gelodurat®
Mysoline®	primidon

N

Nabumeton® (*stofnaam*)	Mebutan®
Naclof®	diclofenac
nadroparine	Fraxiparine®
	Fraxodi®
nafareline	Synarel®
nafazoline	Albalon Liquifilm®
	Privine (udh)
	Rhinofral (udh)
Nalador®	sulproston
nalbufine	Nubain (udh)
Nalcrom®	cromoglicinezuur
nalidixinezuur	Negram (udh)
Nalorex®	naltrexon
Naloxon® (*stofnaam*)	Narcan (udh)
Naltrexon® (*stofnaam*)	Nalorex®
	ReVia®
nandrolon	Anadur (udh)
	Deca-Durabolin®
	Durabolin (udh)
	nortestosteron
Nanogam®	immunoglobuline, normaal
Naprocoat (udh)	naproxen
Naprosyne (udh)	naproxen

Naprovite®	naproxen
Naproxen® (*stofnaam*)	Aleve®
	Femex (udh)
	Naprocoat (udh)
	Naprosyne (udh)
	Naprovite®
	Novuran (udh)
	Nycopren (udh)
Naramig®	naratriptan
naratriptan	Naramig®
Narcan (udh)	naloxon
narcotine	noscapine (*stofnaam*)
Nardil® (artsenverklaring)	fenelzine
Naropin®	ropivacaïne
Nasacort®	triamcinolonacetonide
Nasapert (udh)	broomfeniramine+fenylpropanol-amine+norefedrine
Nasivin®	oxymetazoline
Nasonex®	mometason
natamycine	Pimafucin (udh)
nateglinide	Starlix (udh)
Natisédine (udh)	kinidine (fenobarbitalverb.)
Natrena kristalpoeder®	aspartaam
Natrena vloeibaar®	cyclaminezuur+saccharine
Natrena zoetjes®	acesulfaam+cyclaminezuur+saccharine
natriumbenzylpenicilline	benzylpenicilline (*stofnaam*)
natriumbicarbonaat	natriumwaterstofcarbonaat (*stofnaam*)
natriumchloride	Smartdose®
natriumcromoglicaat	cromoglicinezuur (*stofnaam*)
natriumcyclamaat	cyclaminezuur (*stofnaam*)

Natriumfluoride® *(stofnaam)*	Dagra Fluor (udh)
	Fluoridetabletten (udh)
	Fluortabletjes 'SAN' (udh)
	Osteofluor (udh)
	Procal (uitsluitend bij osteoporose) (udh)
	Protectfluor (udh)
	Zymafluor®
natriumfluoride+waterstoffluoride	En-De-Kay thixotrope Fluogel®
natriumglutamaat	glutaminezuur *(stofnaam)*
natriumhypochloriet	chloorkalkloog
	Chlorasol (udh)
	Dakins vloeistof
	Divotel CN (udh)
	Hadex (udh)
	Hytox chloor HD (udh) en L (udh)
	P3-hypochloran TS®
	Tiutol KF (udh)
natriummonofluorfosfaat	Monoflor®
natriumoxybaat	Xyrem®
natriumpenicilline G (udh)	benzylpenicilline
natriumperboraat	Bocasan®
natriumseleniet	Selenase®
natriumstibogluconaat	Pentostam® (artsenverklaring)
Natriumwaterstofcarbonaat® *(stofnaam)*	dubbelkoolzure soda
	natriumbicarbonaat
	zuiveringszout
natriumwaterstofcarbonaat+ alginaatnatrium	Gaviscon anijs suspensie®
natriumwaterstofcarbonaat+ citroenzuur	Gastrogas®
Natulan®	procarbazine

Navane (udh)	tiotixeen
Navelbine®	vinorelbine
Navicalm (udh)	hydroxyzine
Navidrex (udh)	cyclopenthiazide
Naxidine (udh)	nizatidine
Nebacetin (udh)	neomycine+bacitracine
nebacumab	Centoxin (udh)
	HA-1A
Nebcin (udh)	tobramycine
Nebilet®	nebivolol
nebivolol	Lobivon®
	Nebilet®
Nedeltran®	alimemazine
Nedios®	acipimox
nedocromil	Tilade®
	Tilavist®
nefazodon	Dutonin (udh)
Negram (udh)	nalidixinezuur
NeisVac-C®	meningokokkenvaccin
nelfinavir	Viracept®
Nembutal (udh)	pentobarbital
Nemestran®	gestrinon
Neocon®	ethinylestradiol+norethisteron
Neo-Cranimal (udh)	ergotamine+coffeïne+meclozine
Neo-Dagracycline (udh)	doxycycline
Neo-Diacid (udh)	broomisoval
Neo-Dohyfral D3 (udh)	colecalciferol
Neogynon 21®	ethinylestradiol+levonorgestrel
Neomycine B	framycetine (*stofnaam*)
neomycine+bacitracine	Nebacetin (udh)
neomycine+polymyxine B+bacitracine	Polyspectran B (udh)

neomycine+polymyxine B+ fluocinolonacetonide	Synalar Bi-otic (udh)
neomycine+polymyxine B+gramicidine	Polyspectran G®
neomycine+polymyxine B+hydro-cortison	Otosporin®
neomycine+polymyxine B+prednisolon	Predmycin-P Liquifilm (udh)
Neoral®	ciclosporine
NeoRecormon® (beta)	epoëtine
Neo-Stediril (udh)	ethinylestradiol+levonorgestrel
Neostigmine® (*stofnaam*)	Prostigmin®
Neotigason®	acitretine
Nepresol (udh)	dihydralazine
Nerisona®	diflucortolon
Nerofen (udh), zie Nurofen®	ibuprofen
Nervex (udh)	valepotriaat
Nesdonal (udh)	thiopental
NESP	darbepoëtine (alfa) (*stofnaam*)
Nestosyl®	zinkoxide+pramocaïne
netilmicine	Netromycine®
Netromycine®	netilmicine
Neulasta®	pegfilgrastim
Neuleptil®	periciazine
Neupogen®	filgrastim
Neurobion®	thiamine+pyridoxine+cyanocobalamine
Neurontin®	gabapentine
Neusdruppels/spray voor verstopte neus xylometazoline HCl®	xylometazoline
Neutrexin (udh)	trimetrexaat
nevirapine	Viramune®
Newace®	fosinopril
Nexium®	esomeprazol

Niagestin (udh)	megestrol
Niaspan®	nicotinezuur
nicardipine	Cardene®
niclosamide	Yomesan®
Nicodon (udh)	nicotine
nicomorfine	MorZet®
	Vilan (udh)
nicorandil	Dancor®
	Ikorel®
Nicorette®	nicotine
Nicotinamide® (*stofnaam*)	PP-factor
	vitamine B3
	vitamine PP
nicotine	Nicodon (udh)
	Nicorette®
	Nicotinell®
	NiQuitin®
Nicotinell®	nicotine
nicotinezuur	Niaspan®
	vitamine PP
nicotinylalcohol	Ronicol (udh)
Nidaton (udh)	isoniazide
Nifedipine® (*stofnaam*)	Adalat®
nifedipine+atenolol	Niften (udh)
Niften (udh)	atenolol+nifedipine
nifuratel	Macmiror (udh)
nifurtoïnol	Uridurine (udh)
nilutamide	Anandron®
Nimbex®	cisatracurium
nimodipine	Nimotop®
Nimotop®	nimodipine

Nipagin A	ethylparahydroxybenzoaat (*stofnaam*)
Nipagin M	methylparahydroxybenzoaat (*stofnaam*)
Nipasol M	propylparahydroxybenzoaat (*stofnaam*)
Nipent (udh)	pentostatine
Nipride (udh)	nitroprusside
NiQuitin®	nicotine
Nirvanil (udh)	valnoctamide
nisoldipine	Sular (udh)
	Syscor (udh)
Nitoman (udh)	tetrabenazine
Nitrazepam® (*stofnaam*)	Mogadon®
Nitrazor (udh)	isosorbidemononitraat
nitrendipine	Baypress®
Nitriate® (artsenverklaring)	nitroprusside
Nitrobaat (udh)	nitroglycerine
Nitro-Dur®	nitroglycerine
nitrofural	Furacine®
Nitrofurantoïne® (*stofnaam*)	Furabid®
	Furadantine®
Nitroglycerine® (*stofnaam*)	Angonit (udh)
	Deponit (udh)
	Deponit T®
	Estaro (udh)
	Glytrin (udh)
	Minitran®
	Nitrobaat (udh)
	Nitro-Dur®
	Nitroglycerine 'Pohl' (udh)
	Nitrolingual®
	Nitro 'Pohl'®
▶	Nitrostat (udh)

◀ Nitroglycerine® (*stofnaam*)

	Nitrozell retard (udh)
	Transiderm-Nitro®
	Trinipatch (udh)
Nitroglycerine 'Pohl' (udh)	nitroglycerine
Nitrolingual®	nitroglycerine
Nitro 'Pohl'®	nitroglycerine
nitroprusside	Nitriate® (artsenverklaring)
	Nipride (udh)
Nitrostat (udh)	nitroglycerine
Nitrozell retard (udh)	nitroglycerine
Nivaquine®	chloroquine
Nizatidine® (*stofnaam*)	Axid®
	Naxidine (udh)
Nizoral®	ketoconazol
Nobecutan (udh)	thiram
Nobrium (udh)	medazepam
Noceptin (udh)	morfine
Noctamid®	lormetazepam
Nolvadex®	tamoxifen
nomifensine	Alival (udh)
nonacog alfa	BeneFIX®
Nonafact®	factor IX
nonoxinol 9	Contracep rood (udh)
	Delfen (udh)
	Patentex (udh)
	Rendells schuimtabletten (udh)
Nootropil®	piracetam
Noradrenaline (udh)	norepinefrine
Norcuron®	vecuronium
nordazepam	Calmday (udh)
Nordimmun (udh)	immunoglobuline, normaal

Norditropin®	somatropine
norelgestromine+ethinylestradiol	Evra®
Norepinefrine® (*stofnaam*)	arterenol, l-
	Noradrenaline (udh)
norethisteron	Primolut-N®
norethisteron+estradiol	Activelle®
	Estracomb TTS®
	Kliogest®
	Trisequens®
norethisteron+ethinylestradiol	Modicon®
	Primosiston (udh)
	TriNovum®
norethisteron+mestranol	Ortho-Novum 1/50 (udh)
Norfloxacine® (*stofnaam*)	Chibroxol®
	Norocin (udh)
	Noroxin®
Norgalax®	docusinezuur
norgestimaat+ethinylestradiol	Cilest®
norgestrel+estradiol	Cyclocur®
norgestrel+oestrogenen, geconjugeerd	Prempak-C (udh)
Norit®	kool, geactiveerd
NorLevo®	levonorgestrel
Normacol®	sterculiagom
Normacol plus (udh)	Rhamnus frangulapreparaat+ sterculiagom
Normatens®	moxonidine
Normison®	temazepam
Normitab (udh)	temazepam
Normoglaucon®	metipranolol+pilocarpine
Normosang®	hemine
Norocin (udh)	norfloxacine

Noroxin®	norfloxacine
Norprolac®	quinagolide
nortestosteron	nandrolon (*stofnaam*)
Nortrilen®	nortriptyline
nortriptyline	Nortrilen®
Norvasc®	amlodipine
Norvir®	ritonavir
Noscapect 'Roter'®	noscapine
Noscapine® (*stofnaam*)	Finipect (udh)
	Hoestdrank bij prikkelhoest noscapine HCl®
	Libronchin prikkelhoest (udh)
	narcotine
	Noscapect 'Roter'®
	Streptuss bij kriebelhoest (udh)
Nourilax®	bisacodyl
Novaban®	tropisetron
Novacol (udh)	collageen
Novalgin®	metamizol
Novantrone (udh)	mitoxantron
Novatec®	lisinopril
Novazyd®	lisinopril+hydrochloorthiazide
Noveril (udh)	dibenzepine
Novesine (udh)	oxybuprocaïne
Novocaïne (udh)	procaïne
NovoMix 30®	insuline aspart+insuline aspart, protamine
NovoNorm®	repaglinide
NovoRapid®	insuline aspart
NovoSeven®	eptacog alfa, geactiveerd
Novothyral® (artsenverklaring)	levothyroxine+liothyronine

Novuran (udh)	naproxen
Novuxol®	collagenase
Noxacorn (udh)	lidocaïne+salicylzuur
Noxafill®	posaconazol
Nozinan®	levomepromazine
Nubain (udh)	nalbufine
Nurofen® (voorheen Nerofen)	ibuprofen
Nutraplus (udh)	ureum
Nutrasweet	aspartaam (*stofnaam*)
NutropinAq®	somatropine
NuvaRing®	ethinylestradiol+etonogestrel
Nycopren (udh)	naproxen
Nyogel®	timolol
Nyolol (udh)	timolol

obidoxim	Toxogonin®
Obracin®	tobramycine
Octagam®	immunoglobuline, normaal
Octalbinc albuminc®	albumine
octocog alfa	Advate®
	Bioclate (udh)
	factor VIII, recombinant
	Helixate (udh)
	Helixate NexGen®
	Kogenate 'Bayer'®
	Recombinate®
Octostim®	desmopressine
octoxinol 10	Ortho-Gynol (udh)
octreotide	Sandostatine®
Oculastin®	azelastine
Oculotect®	povidon
Ocumed Tears®	hyaluronzuur
oestrogenen, geconjugeerd	Dagynil®
	Premarin (udh)
oestrogenen, geconjugeerd+medrogeston	Premarin Plus (udh)
oestrogenen, geconjugeerd+	Plentiva 5®
medroxyprogesteron	Premelle (udh)
	Premelle Cycle (udh)

oestrogenen, geconjugeerd+norgestrel	Prempak-C (udh)
Ofloxacine®(*stofnaam*)	Tarivid®
	Trafloxal®
olanzapine	Zyprexa®
Olbetam®	acipimox
oleum amygdalae	amandelolie (*stofnaam*)
oleum arachidis	arachide-olie (*stofnaam*)
Oleum iecoris aselli (udh)	levertraan
oleum sesami	sesamolie (*stofnaam*)
oleum olivae	olijfolie (*stofnaam*)
olijfolie (*stofnaam*)	oleum olivae
olijfolie, gezuiverd+sojaolie, gefractioneerd	ClinOleic®
olmesartan	Olmetec®
Olmetec®	olmesartan
olopatadine	Opatanol®
olsalazine	Dipentum (udh)
Omacor®	omega-3-vetzuurpreparaat
omalizumab	Xolair®
omega-3-olie, gezuiverd	EPA
	Omegaven®
omega-3-vetzuurpreparaat	Omacor®
Omegaven®	omega-3-olie, gezuiverd
Omeprazol®(*stofnaam*)	Antra (udh)
	Losec®
Omnic®	tamsulosine
Omnipaque®	johexol
Omniscan®	gadodiamide
OncoTICE®	BCG-vaccin
Oncovin (udh)	vincristine
ondansetron	Zofran®

OP-1	eptotermine alfa (*stofnaam*)
Opatanol®	olopatadine
Ophtagram (udh)	gentamicine
Ophthalin (udh)	hyaluronzuur
opipramol	Insidon (udh)
opiumpreparaat	laudanum
	tinctura opii crocata
opiumpreparaat+ipecacuanhapreparaat+ kaliumsulfaat (*stofnaam*)	Dovers poeder
Opticrom®	cromoglicinezuur
Optiray®	joversol
Optison®	albumine-microsferen, gevuld met Perflutren
Optisulin (udh)	insuline glargine
Oradexon®	dexamethason
Oramorph®	morfine
oranjeschilpreparaat (*stofnaam*)	aurantii fructus cortex
Orap®	pimozide
Orbenin (udh)	cloxacilline
orciprenaline	Alupent (udh)
Orelox®	cefpodoxim
Orfenadrine® (*stofnaam*)	Disipal (udh)
	Disipaletten (udh)
Orfiril®	valproïnezuur
Orgalutran®	ganirelix
Orgametril®	lynestrenol
Orgaran®	danaparoïde
Orimeten® (artsenverklaring)	aminoglutethimide
Orlaam (udh)	levacetylmethadol
orlistat	Xenical®
ornipressine (*stofnaam*)	POR-8

Orochol 'Berna' (udh)	choleravaccin
Orthoclone OKT3®	muromonab-CD3
Ortho-Dienoestrol (udh)	diënestrol
Ortho-Gynest (udh)	estriol
Ortho-Gynol (udh)	octoxinol 10
Ortho-Novum 1/50 (udh)	norethisteron+mestranol
orthosifonpreparaat	Reinosan 'Singer Natura'®
Orthovisc®	hyaluronzuur
Orudis®	ketoprofen
Oscorel®	ketoprofen
oseltamivir	Tamiflu®
Osigraft® (voorheen Osteogeen proteïne 1 'Howmedica')	eptotermine alfa
Osmosteril (udh)	mannitol
Ospolot®	sultiam
Ostac®	clodroninezuur
Ostenil®	hyaluronzuur
Osteofluor (udh)	natriumfluoride
Osteogeen proteïne 1 'Howmedica', zie Osigraft®	eptotermine alfa
Ostram	calciumfosfaat (*stofnaam*)
Ostram-D3	colecalciferol+calciumfosfaat (*stofnaam*)
Otalgan®	lidocaïne
Otosporin®	hydrocortison+neomycine+polymyxine B
Otreon	cefpodoxim (*stofnaam*)
Otrivin, zie Otrivin-Xylometazoline®	xylometazoline
Otrivin-Azelastine®	azelastine
Otrivin-Cromoglicinezuur (udh)	cromoglicinezuur
Otrivin-Xylometazoline® (voorheen Otrivin)	xylometazoline

ouabaïne (*stofnaam*)	strofantine G
Ovanon (udh)	ethinylestradiol+lynestrenol
Ovestin (udh)	estriol
Ovidol®	ethinylestradiol+desogestrel
Ovitrelle®	choriogonadotropine alfa
Ovostat (udh)	ethinylestradiol+lynestrenol
Ovulen 50 (udh)	ethinylestradiol+etynodiol
Oxalam (udh)	latamoxef
oxaliplatine	Eloxatin®
oxatomide	Tinset®
Oxazepam® (*stofnaam*)	Seresta®
oxcarbazepine	Trileptal®
Oxis®	formoterol
oxomemazine	Doxergan (udh)
oxomemazine+guaifenasine+benzoëzuur	Toplexil®
Oxprenolol® (*stofnaam*)	Trasicor (udh)
Oxsoralen (udh)	methoxsaleen
oxybuprocaïne	Novesine (udh)
	Oxybuprocaïne HCl Monofree®
	Oxybuprocaïnehydrochloride, Minims®
Oxybuprocaïne HCl Monofree®	oxybuprocaïne
Oxybuprocaïnehydrochloride, Minims®	oxybuprocaïne
Oxybutynine® (*stofnaam*)	Dridase®
	Kentera®
oxychinoline	Superol®
oxycodon	OxyContin®
	OxyNorm®
OxyContin®	oxycodon
oxyfenbutazon	Tanderil (udh)
oxyfencyclimine	Daricon (udh)
oxyfenonium	Antrenyl (udh)

Oxylin Liquifilm®   oxymetazoline
oxymetazoline   Dampo Neusspray (udh)
                                      Nasivin®
                                      Oxylin Liquifilm®
                                      Sinex 'Vicks'®
oxymetholon   Zenalosyn (udh)
OxyNorm®   oxycodon
oxytetracycline   Terramycine (udh)
                                      Vendarcin (udh)
oxytetracycline+hydrocortison   Terra-Cortril (udh)
oxytetracycline+hydrocortison+   Terra-Cortril met polymyxine-B®
    polymyxine B
oxytetracycline+polymyxine B   Terramycin met polymyxine-B (udh)
oxytocine   Piton-S (udh)
                                      Syntocinon®

P

P3-desinfecto®	trocloseen
P3-desinfektietabletten (udh)	trocloseen
P3-hypochloran TS®	natriumhypochloriet
P3-Triquart N®	didecyldimethylammonium
PABA	aminobenzoëzuur (*stofnaam*)
Pacinone (udh)	halazepam
paclitaxel	Paclitaxin®
	Paxene®
	Taxol®
	Yewtaxan (udh)
Paclitaxin®	paclitaxel
Palacos LV-40 met Gentamicine®	gentamicine
Palacos R met gentamicine®	gentamicine
Palamed G®	gentamicine
Palamix®	gentamicine
Palfium®	dextromoramide
palifermin	Kepivance®
palivizumab	Synagis®
Palladon®	hydromorfon
Palohex (udh)	inositolnicotinaat
Paludrine®	proguanil
pamidronaat	pamidroninezuur

Pamidroninezuur® *(stofnaam)*	APD
	Aredia (udh)
	pamidronaat
Pamorelin®	triptoreline
Panadol®	paracetamol
Panadol Plus®	paracetamol+coffeïne
Pancrease®	pancreasenzympreparaat
Pancreas granulaat (udh)	pancreasenzympreparaat
Pancrease HL®	pancreasenzympreparaat
pancreasenzympreparaat	Combizym®
	Creon®
	Kreon für Kinder®
	Pancrease®
	Pancreas granulaat (udh)
	Pancrease HL®
	Pancrin (udh)
	Panzytrat®
pancreasenzympreparaat+galpreparaat	Combizym compositum (udh)
	Cotazym forte (udh)
	Pankreon compositum (udh)
Pancrin (udh)	pancreasenzympreparaat
pancuronium	Pavulon®
Panflavin (udh)	acriflavine
Pankreon compositum (udh)	pancreasenzympreparaat+galpreparaat
PanOxyl®	benzoylperoxide
Panretin (udh)	alitretinoïne
PantoPAC®	amoxicilline+claritromycine+
	pantoprazol
pantoprazol	Pantorc®
	Pantozol®
Pantorc®	pantoprazol

pantotheenzuur (*stofnaam*)	vitamine B5
Pantozol®	pantoprazol
Panzytrat®	pancreasenzympreparaat
papaverine+fentolamine	Androskat®
Paracetamol® (*stofnaam*)	acetaminophen
	Darocet Paracetamol (udh)
	Hedex (udh)
	Hoofdpijncapsules en poeders 'Meenk' (udh)
	Kinder Finimal (udh)
	Kinderparacetamol®
	Momentum (udh)
	Panadol®
	Perfalgan®
	Sinaspril Paracetamol®
paracetamol+acetylsalicylzuur	Chefarine®
paracetamol+acetylsalicylzuur+codeïne	A.Pa.Cod. (udh)
paracetamol+acetylsalicylzuur+coffeïne	A.Pa.C.®
	APC®
paracetamol+ascorbinezuur	Antigrippine Hot Drink (udh)
	Hot Coldrex®
paracetamol+ascorbinezuur+coffeïne	Antigrippine®
paracetamol+ascorbinezuur+fenylefrine	Afluvit (udh)
Paracetamol-Coffeïne® (*stofnaam*)	Finimal®
	Hedex Extra (udh)
	Panadol Plus®
	Paracetamol comp.®
	Paracof 'Roter' (udh)
	Witte Kruis®
paracetamol+coffeïne+ambucetamide	Femerital®
paracetamol+coffeïne+fenazon	Spalt N (udh)

paracetamol+coffeïne+propyfenazon	Hoofdpijnpoeders 'Daro'®
	Para-don®
	Propyfenazon comp.®
	Sanalgin®
	Saridon®
Paracetamol comp.®	paracetamol+coffeïne
paracetamol+tramadol	Zaldiar®
Paracof 'Roter' (udh)	paracetamol+coffeïne
Para-don®	paracetamol+coffeïne+propyfenazon
paraffine+fenolftaleïne	Agarol (udh)
paraffine+vaseline+wolvet	Duratears Z®
Paraflex (udh)	chloorzoxazon
paramethason	Depodillar (udh)
	Dillar (udh)
paraoxon	Mintacol (udh)
Paraplatin (udh)	carboplatine
Para-Speciaal®	bioalletrine+piperonylbutoxide
parecoxib	Dynastat®
Parfenac®	bufexamac
paricalcitol	Zemplar®
Pariet®	rabeprazol
Parlodel®	bromocriptine
Parnate® (artsenverklaring)	tranylcypromine
paromomycine	Humatin® (artsenverklaring)
Paronal®	asparaginase
Paroxetine® (*stofnaam*)	Deroxat (udh)
	Seroxat®
Partusisten®	fenoterol
Parvemaxol®	clotrimazol
patentblauw V	Bleu patenté V 'Guerbet'®
Patentex (udh)	nonoxinol 9

Patrex (udh)	sildenafil
Pavulon®	pancuronium
Paxene®	paclitaxel
Peauline-Acnegel (udh)	benzoylperoxide
Pectofree®	dextromethorfan
Pediaphyllin PL (udh)	theofylline
PedvaxHIB (udh)	Haemophilus-influenzae-B-vaccin
Peflacin (udh)	pefloxacine
pefloxacine	Peflacin (udh)
pegabtanib	Macugen
Pegasys®	peginterferon alfa (2a)
pegfilgrastim	Neulasta®
peginterferon alfa	Pegasys® (2a)
	Pegintron® (2b)
	ViraferonPeg (2b)
Pegintron®	peginterferon alfa (2b)
pegvisomant	Somavert®
Pe-Ha-Visco (udh)	hypromellose
pemetrexed	Alimta®
Penbritin (udh)	ampicilline
penbutolol	Betapressin (udh)
penciclovir	Famvir cutaan (udh)
	Vectavir koortslipcrème®
penfluridol	Semap®
Penglobe (udh)	bacampicilline
penicillamine	Cuprimine (udh)
	Distamine (udh)
	Gerodyl (udh)
	Kelatin (udh)
Penicilline (udh)	benzylpenicilline
penicilline B	feneticilline (*stofnaam*)

penicilline G	benzylpenicilline (*stofnaam*)
penicillin V	fenoxymethylpenicilline (*stofnaam*)
Penidural®	benzylpenicillinebenzathine
Penidural D/F (udh)	benzylpenicillinekalium+benzyl-penicillineprocaïne+benzyl-penicillinebenzathine
Penmix (udh)	insuline, gewoon en isofaan
Pentacarinat®	pentamidine
pentaeritrityltetranitraat	Pentrit (udh)
	Peritrate (udh)
pentagastrine	Peptavlon (udh)
Pentam®	pentamidine
pentamidine	Pentacarinat®
	Pentam®
Pentasa®	mesalazine
pentazocine	Fortral®
pentobarbital	Nembutal (udh)
Pentostam® (artsenverklaring)	natriumstibogluconaat
pentostatine	Nipent (udh)
Pentothal®	thiopental
Pentoxifylline® (*stofnaam*)	Trental®
pentoxyverine	Balsoclase pentoxyverine® (voorheen Balsoclase)
	Tuclase®
Pentrexyl®	ampicilline
Pentrit (udh)	pentaeritrityltetranitraat
Pepcid®	famotidine
Pepcidin®	famotidine
Pepdine (udh)	famotidine
Peptavlon (udh)	pentagastrine
perazijnzuur+waterstofperoxide	Peresal®

perazine	Taxilan (udh)
Percorten M (udh)	desoxycorton
Peresal (udh)	perazijnzuur+waterstofperoxide
Perfalgan®	paracetamol
Perfan®	enoximon
Perfenazine® (*stofnaam*)	Trilafon (udh)
perflenapent	EchoGen (udh)
Pergolide® (*stofnaam*)	Permax®
Pergonal (udh)	menopauzegonadotrofine
Periactin®	cyproheptadine
periciazine	Neuleptil®
perindopril	Coversyl®
perindopril+indapamide	Coversyl Plus®
Peritrate (udh)	pentaeritrityltetranitraat
Permax®	pergolide
permetrine	Loxazol®
Persantin®	dipyridamol
Pertofran (udh)	desipramine
Pertussis Vaccine BP 'Wellcome' (udh)	kinkhoestvaccin
Pethidine® (*stofnaam*)	meperidine
Pevaryl®	econazol
Pharcetil (udh)	acetylcysteïne
Pharphylline (udh)	theofylline
Phenergan (udh)	promethazine
Phenoro (udh)	betacaroteen
phenytoinum	fenytoïne (*stofnaam*)
Phos-ex®	calciumacetaat
Phospholine iodide (udh)	ecothiopaat
Phosphoral®	dinatriumwaterstoffosfaat+natrium-diwaterstoffosfaat

Phosphore 'Sandoz' (udh)	ammoniumdiwaterstoffosfaat+ glycerofosforzuur+kaliumdiwater-stoffosfaat
Photofrin (udh)	porfimeer
picozwavelzuur	Dulcodruppels® (voorheen Laxoberon)
Pilacrim (udh)	pilocarpine
Pilocarpine® (stofnaam)	Isopto Carpine®
	Pilacrim (udh)
	Pilocarpinenitraat, Minims®
	Pilogel®
	Salagen®
pilocarpine+metipranolol	Normoglaucon®
pilocarpine+timolol	Timpilo (udh)
Pilocarpinenitraat, Minims®	pilocarpine
Pilogel®	pilocarpine
Pimafucin (udh)	natamycine
Pimafucort (udh)	hydrocortison+neomycine+natamycine
pimecrolimus	Elidel®
pimozide	Orap®
Pinadone methadon®	methadon
pinaverium	Dicetel (udh)
Pindolol® (stofnaam)	Viskeen®
pindolol+clopamide	Viskaldix (udh)
pioglitazon	Actos®
Pipamperon® (stofnaam)	Dipiperon®
Pipcil (udh)	piperacilline
pipecuronium	Arpilon (udh)
pipemidinezuur	Pipram®
Piperacilline® (stofnaam)	Pipcil (udh)
	Pipril (udh)
piperacilline+tazobactam	Tazocin®

piperonylbutoxide+bioalletrine	Para-Speciaal®
piperonylbutoxide+pyretrumpreparaat	Crinopex (udh)
	Crinopex-N (udh)
pipobroman	Vercyte (udh)
Piportil (udh)	pipotiazine
pipotiazine	Piportil (udh)
Pipram®	pipemidinezuur
Pipril (udh)	piperacilline
Piracetam® (*stofnaam*)	Nootropil®
pirenzepine	Abrinac (udh)
	Gastrozepin (udh)
piretanide	Arelix (udh)
piritramide	Dipidolor®
Piroxicam® (*stofnaam*)	Feldene (udh)
piroxicam-betadex	Brexine®
	Brexinil®
Piton-S (udh)	oxytocine
Pitressin (udh)	lypressine
Pivalone (udh)	tixocortol
pix lithanthracis	koolteerpreparaat (*stofnaam*)
pizotifeen	Sandomigran®
Plantago ovatapreparaat® (*stofnaam*)	Metamucil®
	psylliumzaad, blond
	vlozaad, Indisch
	Volcolon®
Plantago ovatapreparaat+sennapreparaat	Agiolax®
Plantago psylliumpreparaat	psylliumzaad
	vlozaad
Plaquenil®	hydroxychloroquine
plasma-eiwitoplossing, gepasteuriseerd	GPO 'CLB'®
Plasmasteril® (artsenverklaring)	hydroxyethylzetmeel

Platinol (udh)	cisplatine
Platinoxan (udh)	cisplatine
Platistine (udh)	cisplatine
Platosin®	cisplatine
Plavix®	clopidogrel
Pleegzuster Bloedwijn (udh)	ferriammoniumcitraat+ glycerofosforzuur
Plendil®	felodipine
Plentiva 5®	medroxyprogesteron+oestrogenen, geconjugeerd
plicamycine	Mithracin (udh)
	mitramycine
Pluryl (udh)	bendroflumethiazide
Pneumo-23®	pneumokokkenvaccin
pneumokokkenvaccin	Pneumo-23®
	Pneumovax-23 (udh)
	Pneumune (udh)
	Prevenar®
Pneumovax-23 (udh)	pneumokokkenvaccin
Pneumune (udh)	pneumokokkenvaccin
podofyllotoxine	Condyline®
	Wartec®
pokkenvaccin	koepokkenvaccin
	Pokstof®
Pokstof®	pokkenvaccin
Polaramine®	dexchloorfeniramine
Polibar®	bariumsulfaat
polidocanol	Aethoxysklerol®
polidocanol+oleaatnatrium	EpiAnal® (voorheen Alcos-anal en Epinal)
polyestradiolfosfaat+mepivacaïne	Estradurin®
polyethyleenglycol	macrogol (*stofnaam*)

polygeline	Haemaccel (udh)
polymyxine B+neomycine+bacitracine	Polyspectran B (udh)
polymyxine B+neomycine+ fluocinolonacetonide	Synalar Bi-otic (udh)
polymyxine B+neomycine+gramicidine	Polyspectran G®
polymyxine B+neomycine+hydrocortison	Otosporin®
polymyxine B+neomycine+prednisolon	Predmycin-P Liquifilm (udh)
polymyxine B+trimethoprim	Polytrim®
polymyxine E	colistine (*stofnaam*)
Polysilane (udh)	dimeticon
polysorbaat 80 (*stofnaam*)	Tween 80
Polyspectran B (udh)	polymyxine B+neomycine+bacitracine
Polyspectran G®	polymyxine B+neomycine+gramicidine
polystyreensulfonzuur	Calcium Resonium (Ca-zout) (udh)
	Resonium A® (Na-zout)
	Sorbisterit® (Ca-zout)®
Polytrim®	polymyxine B+trimethoprim
polyvidon	povidon (*stofnaam*)
polyvinylalcohol	Liquifilm tears (udh)
polyvinylalcohol+povidon	Tears Plus®
Ponderal (udh)	fenfluramine
POR-8	ornipressine (*stofnaam*)
porfimeer	Photofrin (udh)
posaconazol	Noxafil®
Posicor (udh)	mibefradil
povidon	Duratears Free®
	Oculotect®
	polyvidon
	Protagens®
	PVP
	Vidisic PVP Ophtiole®

povidon+polyvinylalcohol	Tears-Plus®
povidon-jood	Betadermyl®
	Betadine®
	Braunol Jodium®
	Inadine (udh)
povidon-jood+alcohol	Betadine alcohol®
povidon-jood+isopropanol	Braunol Jodium, alcoholisch®
PP-factor	nicotinamide (*stofnaam*)
PPSB	protrombine complex (*stofnaam*)
Practo-Clyss, zie Clyssie fosfaatclysma®	dinatriumwaterstoffosfaat+
	natriumdiwaterstoffosfaat
pramipexol	Daquiran (udh)
	Sifrol®
Pravachol®	pravastatine
Pravastatine® (*stofnaam*)	Elisor®
	Lipostat®
	Pravachol®
	Sanaprav®
	Selectin (udh)
	Selektine®
prazepam	Reapam®
praziquantel	Biltricide®
Prazosine® (*stofnaam*)	Minipress (udh)
Pred Forte®	prednisolon
Predmycin-P Liquifilm (udh)	neomycine+polymyxine B+prednisolon
Predniment 'PCH' (udh)	prednisolon
Prednisolon® (*stofnaam*)	DAF
	Di-Adreson-F®
	Lyrica®
	Pred Forte®
▶	Predniment 'PCH' (udh)

◄ Prednisolon® (*stofnaam*)	Ultracortenol®
Preferid (udh)	budesonide
pregabaline	Lyrica®
Pregnon 28 (udh)	ethinylestradiol+lynestrenol
Pregnyl®	choriongonadotrofine
Premarin (udh)	oestrogenen, geconjugeerd
Premarin Plus (udh)	oestrogenen, geconjugeerd+medrogeston
Premelle (udh)	oestrogenen, geconjugeerd+ medroxyprogesteron
Premelle Cycle (udh)	oestrogenen, geconjugeerd+ medroxyprogesteron
Prempak-C (udh)	oestrogenen, geconjugeerd+norgestrel
Prent (udh)	acebutolol
prenylamine	Synadrin (udh)
Pre-par (udh)	ritodrine
Prepidil®	dinoproston
Prepulsid®	cisapride
Prestim (udh)	timolol+bendroflumethiazide
prethcamide	cropropamide+crotetamide Micoren (udh)
Prevalin®	cromoglicinezuur
Prevenar®	pneumokokkenvaccin
Previum (udh)	aciclovir
Prezal®	lansoprazol
Priadel®	lithiumcarbonaat
Prialt®	ziconotide
Priamide (udh)	isopropramide
prilocaïne	Citanest®
prilocaïne+epinefrine	Citanest-Adrenaline (udh)
prilocaïne+felypressine	Citanest-Octapressine (udh)
prilocaïne+lidocaïne	Emla®

Primadex	dexmedetomidine (*stofnaam*)
Primalax (udh)	bisacodyl
Primatour®	cinnarizine+chloorcyclizine
primidon	Mysoline®
Primobolan S (udh)	metenolon
Primolut-N®	norethisteron
Primosiston (udh)	ethinylestradiol+norethisteron
Primperan®	metoclopramide
Princi B1+B6 (udh)	thiamine+pyridoxine
Prioderm®	malathion
Privine (udh)	nafazoline
Pro-Actidil (udh)	triprolidine
Pro-Banthine (udh)	propantheline
probenecide	Benemid (udh)
procaïnamide	Pronestyl®
procaïne	Novocaïne (udh)
Procal (uitsluitend bij osteoporose) (udh)	natriumfluoride
procarbazine	Natulan®
prochloorperazine	Stemetil®
Procomvax (udh)	Haemophilus-influenzae-B-vaccin
Procoralan®	ivabradine
Proctofoam HC (udh)	hydrocortison+pramocaïne
Proctosedyl®	hydrocortison+cinchocaïne+framycetine
procyclidine	Kemadrin (udh)
Procyt (udh)	misoprostol
Prodicard (udh)	isosorbidedinitraat
Pro-Epanutin (udh)	fosfenytoïne
Profasi (udh)	choriongonadotrofine
Progandol neo®	doxazosine
Progestan®	progesteron

progesteron	Progestan®
	Progestine (udh)
Progestine (udh)	progesteron
Proglicem®	diazoxide
Prograft®	tacrolimus
proguanil	Paludrine®
proguanil+atovaquon	Malarone®
Progynon-depot (udh)	estradiol
Progynova®	estradiol
ProHance®	gadoteridol
prokine	sargramostim (*stofnaam*)
Proleukin®	aldesleukine
Prolixan (udh)	azapropazon
Proluton depot (udh)	hydroxyprogesteron
Prometax®	rivastigmine
Promethazine® (*stofnaam*)	Phenergan (udh)
Promethazine comp.®	promethazine+Ipecacuan-hapreparaat+sulfoguaiacolzuur
promethazine+Ipecacuanhapreparaat+sulfoguaiacolzuur	Promethazine comp.®
Prominal (udh)	methylfenobarbital
Promiten (udh)	dextran 1
Promocard®	isosorbidemononitraat
Pronestyl®	procaïnamide
Propafenon® (*stofnaam*)	Rytmonorm®
propantheline	Pro-Banthine (udh)
Propecia® (uitsluitend bij alopecia)	finasteride
Propess®	dinoproston
Proplex SX-T (udh)	protrombine complex
Propofol® (*stofnaam*)	Diprivan®
	Recofol®

Propranolol® (*stofnaam*)	Inderal (udh)
propranolol+bendroflumethiazide	Inderetic (udh)
Propyfenazon comp.®	paracetamol+coffeïne+propyfenazon
propyliodon	Dionosil (udh)
propylparabeen	propylparahydroxybenzoaat (*stofnaam*)
propylparahydroxybenzoaat	Nipasol M
	propylparabeen
Propylthiouracil® (*stofnaam*)	P.T.U.
Propymal®	valproïnezuur
Proscar® (uitsluitend bij prostaathyperplasie)	finasteride
prostaglandine E1	alprostadil (*stofnaam*)
prostaglandine E2	dinoproston (*stofnaam*)
prostaglandine F2α	dinoprost (*stofnaam*)
Prostigmin®	neostigmine
Prostin/15M®	carboprost
Prostin E2®	dinoproston
Prostin F2 alpha (udh)	dinoprost
Prostin VR®	alprostadil
Protagens®	povidon
protamine	Protaminehydrochloride 'Kabi' (udh)
	Protamine 'ICN'® (voorheen 'Roche')
Protaminehydrochloride 'Kabi' (udh)	protamine
Protamine 'ICN'® (voorheen 'Roche')	protamine
protamine-insuline	insuline, isofaan (*stofnaam*)
protargol	zilverproteïne (*stofnaam*)
Protectfluor (udh)	natriumfluoride
proteïne-C	Ceprotin®
proteïne C, geactiveerd	drotrecogine alfa, geactiveerd (*stofnaam*)
Protelos®	strontiumranelaat
Prothiaden®	dosulepine

protireline	Relefact TRH (udh)
	TRF
	TRH
Protopic®	tacrolimus
protriptyline	Concordin (udh)
protrombine complex	Cofact® (voorheen Protrombine-
	complex-SD 'CLB')
	factor IX complex
	PPSB
	Proplex SX-T (udh)
	vierstollingsfactorenconcentraat
protrombinecomplex, geactiveerd	Feiba S TIM 4®
Protrombinecomplex-SD 'CLB' (udh), zie Cofact®	protrombinecomplex
Provera®	medroxyprogesteron
Proviron®	mesterolon
Provisc®	hyaluronzuur
Prozac®	fluoxetine
Prunacolon®	sennapreparaat+dexpanthenol
Prunasine®	sennapreparaat+dexpanthenol
Pseudo-efedrine (*stofnaam*)	iso-efedrine
Psoricrème (udh)	ditranol
psylliumzaad	Plantago psylliumpreparaat (*stofnaam*)
psylliumzaad, blond	Plantago ovatapreparaat (*stofnaam*)
P.T.U.	propylthiouracil (*stofnaam*)
Pulmadil (udh)	rimiterol
Pulmicort®	budesonide
Pulmoclase (udh)	carbocisteïne
Pulmozyme®	dornase
Pumactant	colfosceril
Puregon®	follitropine

Puri-Nethol®	mercaptopurine
PVP	povidon (*stofnaam*)
Pylorid (udh)	ranitidinebismutcitraat
Pyopen (udh)	carbenicilline
Pyralvex®	salicylzuur+antrachinonglycoside-mengsel
Pyramidon	aminofenazon (*stofnaam*)
pyridostigmine	Mestinon®
Pyridoxine® (*stofnaam*)	vitamine B6
pyrimethamine	Daraprim®
pyrimethamine+sulfadoxine	Fansidar (udh)
pyrimethamine+sulfadoxine+mefloquine	Fansimef (udh)

Questran®	colestyramine
quetiapine	Seroquel®
quinagolide	Norprolac®
Quinapril® (*stofnaam*)	Acuprel (udh)
	Acupril®
Quinapril-Hydrochloorthiazide® (*stofnaam*)	Acuzide®
quinaprilaat	Acupril I.V. (udh)
quinidini sulfas	kinidine (*stofnaam*)
Quinine dihydrochloride (udh)	kinine
quinupristine+dalfopristine	Synercid (udh)
Quitaxon (udh)	doxepine
Qvar®	beclometason

R

rabeprazol	Pariet®
rabiësimmunoglobuline	Rabiësimmunoglobuline 'NVI'® (artsenverklaring)
	Rabuman 'Berna' (menselijk) (udh)
Rabiësimmunoglobuline 'NVI'® (artsenverklaring)	rabiësimmunoglobuline
rabiësvaccin	hondsdolheidvaccin
	Rabiësvaccin 'Mérieux'®
Rabiësvaccin 'Mérieux'®	rabiësvaccin
Rabuman 'Berna' (menselijk) (udh)	rabiësimmunoglobuline
raloxifeen	Celvista (udh)
	Evista®
raltitrexed	Tomudex®
Rami dextromethorfan (udh)	dextromethorfan
Rami hoeststroop (udh)	codeïne+antimoon(III)-kaliumtartraat
Rami hoeststroop voor kinderen (udh)	codeïne
Rami slijmoplossende hoeststroop®	carbocisteïne
Ramipril® (*stofnaam*)	Tritace®
ramipril+felodipine	Triapin (udh)
Ramipril-Hydrochloorthiazide® (*stofnaam*)	Tritazide®
Ranestol (udh)	bevantolol
Ranezide (udh)	bevantolol+hydrochloorthiazide

Ranitidine® (*stofnaam*)	Azantac (udh)
	Zantac®
ranitidinebismutcitraat	Pylorid (udh)
rapacuronium	Raplon (udh)
Rapamune®	sirolimus
rapamycine	sirolimus (*stofnaam*)
Rapifen®	alfentanil
Rapilysin®	reteplase
Raplon (udh)	rapacuronium
Raptiva®	efalizumab
rasagiline	Azilect®
rasburicase	Fasturtec®
Rastinon (udh)	tolbutamide
Ratacand®	candesartan
rauwolfine	ajmaline (*stofnaam*)
Raxar (udh)	grepafloxacine
Reactine®	cetirizine
Reapam®	prazepam
Rebetol®	ribavirine
Rebif®	interferon beta (1a)
Recofol®	propofol
recombinant zalmcalcitonine	Forcaltonin (udh)
Recombinate®	octocog alfa
Recormon (beta) (udh)	epoëtine
Rectovalone (udh)	tixocortol
Redoxon (udh)	ascorbinezuur
Reductil®	sibutramine
ReFacto®	moroctocog alfa
Refludan®	lepirudine
Reflux (udh)	methenamine
Refobacin Plus®	gentamicine

Refobacin R®	gentamicine
Refobacin Revision®	gentamicine+clindamycine
Refusal®	disulfiram
Regaine®	minoxidil
Regitine®	fentolamine
Regla pH Nieuwe Formule®	algeldraat+magnesiumhydroxide
Regla pH suspensie (udh)	algeldraat+magnesiumhydroxide
Regla pH tablet®	aluminiumhydroxidemagnesium-carbonaat
Regranex®	becaplermine
Reinosan 'Singer Natura'®	orthosifonpreparaat
Reisziekte, misselijkheid en braken cyclizine HCl, Tabletten tegen®	cyclizine
Relefact LH-RH (udh)	gonadoreline
Relefact TRH (udh)	protireline
Relenza®	zanamivir
Relian (udh)	ibuprofen
Relpax®	eletriptan
Remeron®	mirtazapine
Remicade®	infliximab
remifentanil	Ultiva®
Reminyl®	galantamine
Remodulin®	trepostinil
remoxipride	Roxiam (udh)
Renagel®	sevelamer
Rendells schuimtabletten (udh)	nonoxinol 9
Renedil (udh)	felodipine
Renitec®	enalapril
Renitec I.V. (udh)	enalaprilaat
Renitec Plus®	enalapril+hydrochloorthiazide

Rennie®	calciumcarbonaat+magnesium-subcarbonaat
Rennie Déflatine®	calciumcarbonaat+magnesium-subcarbonaat+dimeticon
Rennie Refluxine®	alginezuur+calciumcarbonaat+magnesiumsubcarbonaat
ReoPro®	abciximab
repaglinide	NovoNorm®
Replagal®	agalsidase alfa
Repronex (udh)	menopauzegonadotrofine
Requip®	ropinirol
Rescriptor (udh)	delavirdine
RescueFlow (udh)	dextran 70+natriumchloride
Rescuvolin®	folinezuur
Resdan Rx (udh), zie Denorex Rx®	koolteerpreparaat+levomenthol
reserpine	Serpasil (udh)
reserpine+dihydroergocristine+clopamide	Brinerdin (udh)
Resochin (udh)	chloroquine
Resolvens, mixtura FNA	ammoniumchloride+anijspreparaat+zoethoutpreparaat
Resonium A® (Na-zout)	polystyreensulfonzuur
Resovist®	ferucarbotran
reteplase	Rapilysin®
retinoïnezuur	tretinoïne (*stofnaam*)
retinoïnezuur, 13-cis	isotretinoïne (*stofnaam*)
retinoïnezuur, all-trans	tretinoïne (*stofnaam*)
retinol	Dagravit A forte (udh)
	VitAcare®
	vitamine A

retinol+colecalciferol	Davitamon AD (udh)
	Dohyfral Vitamine AD3 (udh)
	Halitran AD (udh)
	Vitamine AD3 oleosum (udh)
retinol+colecalciferol+natriumfluoride	Davitamon A-D Fluor (udh)
retinol+tocoferol, dl-α-	Dagravit A-E Forte (udh)
Retrovir AZT®	zidovudine
reuzel	adeps suillus (*stofnaam*)
Revalintabs®	cetirizine
Revatio® (uitsluitend bij pulmonale arteriële hypertensie)	sildenafil
Revaxis®	difterievaccin+tetanusvaccin+ poliomyelitisvaccin
ReVia®	naltrexon
Reyataz®	atazanavir
Rhamnus frangulapreparaat+ sennapreparaat	Herbesan®
Rhamnus frangulapreparaat+ sterculiagom	Normacol plus (udh)
RheDQuin® (voorheen Anti-rhesus(D)-immunoglobuline 'CLB')	rhesus(D)immunoglobuline
Rhei compositus, Sirupus	jalappepreparaat+rheumpreparaat
Rheomacrodex®	dextran 40
rhesus(D)immunoglobuline	Anti-rhesus(D)immunoglobuline 'CLB', zie RheDQuin®
	RheDQuin® (voorheen Anti-rhesus(D)immunoglobuline 'CLB')
	Rhophylac®
Rheum comp. (udh)	jalappepreparaat+rheumpreparaat
Rhinathiol (udh)	carbocisteïne
Rhinocort®	budesonide

Rhinofral (udh)	nafazoline
Rhinospray (udh)	tramazoline
Rhoeados, sirupus	klaprozenstroop (*stofnaam*)
Rhonal (udh)	acetylsalicylzuur
Rhophylac®	rhesus(D)immunoglobuline
r-HuEPO	epoëtine (*stofnaam*)
Riamet®	artemether+lumefantrine
ribavirine	Copegus®
	Cotronak®
	Rebetol®
	Virazole®
Riboflavine® (*stofnaam*)	vitamine B2
	vitamine G
ricinuspreparaat	castorolie
	wonderolie
Ridaura (udh)	auranofine
rifabutine	Ansamycine (udh)
	Mycobutin®
Rifadin®	rifampicine
Rifampicine® (*stofnaam*)	Rifadin®
	Rimactan (udh)
rifampicine+isoniazide	Rifinah®
rifamycine	Rifocine (udh)
Rifinah®	rifampicine+isoniazide
Rifocine (udh)	rifamycine
Rigevidon®	ethinylestradiol+levonorgestrel
Rigoletten (udh)	aluminiumhydroxidemagnesium- carbonaat+magnesiumhydroxide
Rilies®	ketoprofen
Rilutek®	riluzol
riluzol	Rilutek®

Rimactan (udh)	rifampicine
Rimevax (udh)	mazelenvaccin
rimexolon	Vexol®
rimiterol	Pulmadil (udh)
Rino Clenil (udh)	beclometason
Riopan (udh)	magaldraat
risedroninezuur	Actonel®
risedroninezuur+calciumcarbonaat	Actokit®
Risp (udh)	algeldraat+magnesiumoxide
Risperdal®	risperidon
Risperdon®	risperidon
risperidon	Risperdal®
	Risperdon®
Ritalin®	methylfenidaat
Ritmoforine®	disopyramide
ritodrine	Pre-par (udh)
ritonavir	Norvir®
ritonavir+lopinavir	Kaletra®
rituximab	Mabthera®
rivastigmine	Exelon®
	Prometax®
Rivotril®	clonazepam
rizatriptan	Maxalt®
Roaccutane®	isotretinoïne
Robinul (udh)	glycopyrronium
Rocaltrol®	calcitriol
Rocephin IM®	ceftriaxon+lidocaïne
Rocephin IV®	ceftriaxon
Rociclyn (udh)	tolfenaminezuur
rocuronium	Esmeron®
rodehondvaccin	rubellavaccin (*stofnaam*)

rofecoxib	Vioxx (udh)
Roferon-A®	interferon alfa (2a)
Rohypnol (udh)	flunitrazepam
Ronicol (udh)	nicotinylalcohol
ropinirol	Requip®
ropivacaïne	Naropin®
Rose Bengal, Minims (udh)	Bengaals rose
rosiglitazon	Avandia®
rosiglitazon+metformine	Avandamet®
rosuvastatine	Crestor®
RotaShield (udh)	rotavirusvaccin
rotavirusvaccin	RotaShield (udh)
Roter keel (udh)	chloorhexidine
Rovamycine (udh)	spiramycine
roxatidine	Roxit (udh)
Roxiam (udh)	remoxipride
Roxit (udh)	roxatidine
Roxitromycine® (stofnaam)	Rulide®
Rozex®	metronidazol
rt-PA	alteplase (stofnaam)
Rubeaten 'Berna' (udh)	rubellavaccin
rubellavaccin	Ervevax (udh)
	Meruvax-II (udh)
	rodehondvaccin
	Rubeaten 'Berna' (udh)
Rulide®	roxitromycine
rundergal	galpreparaat (stofnaam)
rutoside+melilotusextract	Venalot (udh)
Rynacrom (udh)	cromoglicinezuur
Rythmodan (udh)	disopyramide
Rytmonorm®	propafenon

S

Sabril®	vigabatrine
saccharine	Hermesetas Original tablet®
	kristallose
	Sukristol (udh)
	Sweet 'n Low (udh)
saccharine+cyclaminezuur	Hermesetas Original vloeibaar®
	Natrena vloeibaar®
	Sukrettine (udh)
saccharine+cyclaminezuur+acesulfaam	Natrena zoetjes®
saccharine+sorbitol	Sionon (udh)
saccharose	Bronchicum®
	sucrose
	suiker
saccharum lactis	lactose (*stofnaam*)
Salagen®	pilocarpine
sal amarum	magnesiumsulfaat (*stofnaam*)
Salazopyrine®	sulfasalazine
Salbulin (udh)	salbutamol
Salbutamol® (*stofnaam*)	Aerolin (udh)
	Airomir®
	Salbulin (udh)
	Ventolin®
salbutamol+ipratropium	Combivent®

salicylzuur	acidum salicylicum
	Algesal balsem (udh)
	Contra pityriasin, lotio (udh)
	Cornina (udh)
	Formule W®
	Hansaplast eelt- en likdoornpleisters (udh)
	Wrattenstift 'Koh-I-Noor' (udh)
salicylzuur+aluminiumkaliumsulfaat	Aluinstrooipoeder, samengesteld FNA
salicylzuur+antrachinonglycosiden-mengsel	Pyralvex®
salicylzuur+benzoëzuur	Whitfields opl., crème en zalf
salicylzuur+heparinoïden	Mobilat nieuwe formule®
salicylzuur+lidocaïne	Noxacorn (udh)
salicylzuur+melkzuur	Duofilm®
	Tintorine (udh)
salicylzuur+myrtecaïne	Algesal forte®
Saliva Orthana®	mucine
salmeterol	Serevent®
salmeterol+fluticason	Seretide®
	Viani (udh)
Salofalk®	mesalazine
Sanalgin®	paracetamol+coffeïne+propyfenazon
Sanaprav®	pravastatine
Sanarin (udh)	diëthyltoluamide+dimethylftalaat
Sandimmune®	ciclosporine
Sandomigran®	pizotifeen
Sandostatine®	octreotide
Sandrena (udh)	estradiol
Sanosept 80 (udh)	didecyldimethylammonium
Sanox-N (udh)	valepotriaat
Sapoform	formaldehyde (*stofnaam*)

saquinavir	Fortovase®
	Invirase®
sargramostim	GM-CSF, r-Hu
	leukine
	prokine
Saridon®	paracetamol+coffeïne+propyfenazon
Sarixell®	ibuprofen
Sarotex®	amitriptyline
Savlodil (udh)	cetrimide+chloorhexidine
Savlon (udh)	cetrimide+chloorhexidine
Scandicaine®	mepivacaïne
Scandicaïne-Adrenaline (udh)	mepivacaïne+epinefrine
Scandonest zonder vasoconstrictor®	mepivacaïne
schildklierpoeder	Thyranon (udh)
Schudmixtuur FNA	zinkoxide+talk
Schudmixtuur, spiritueus FNA	zinkoxide+talk+ethanol
Scopoderm TTS®	scopolamine
scopolamine	Scopoderm TTS®
	scopolamine, l-
scopolaminebutyl	Buscopan®
	butylscopolamine
Secadrex (udh)	acebutolol+hydrochloorthiazide
secobarbital	Seconal sodium (udh)
Seconal sodium (udh)	secobarbital
Secretin 'Ferring' (udh)	secretine
secretine	Secretin 'Ferring' (udh)
Sectral®	acebutolol
Securopen (udh)	azlocilline
Sekumatic FD (udh)	glutaral
Sekusept Plus®	glucoprotamine
Selectin (udh)	pravastatine

seleensulfide	Selsun®
Selegiline® (*stofnaam*)	Eldepryl®
Selektine®	pravastatine
Selenase®	natriumseleniet
Selokeen®	metoprolol
Selokomb®	metoprolol+hydrochloorthiazide
Selozoc (udh)	metoprolol
Selozok (udh)	metoprolol
Selsun®	seleensulfide
Semap®	penfluridol
Sembrina (udh)	methyldopa
Semi-Euglucon (udh)	glibenclamide
Semprex®	acrivastine
sennapreparaat	Bekunis®
	Franklinthee (udh)
	Sennocol®
sennapreparaat+dexpanthenol	Prunacolon®
	Prunasine®
sennapreparaat+Plantago ovatapreparaat	Agiolax®
sennapreparaat+Rhamnus frangula-preparaat	Herbesan®
Sennocol®	sennapreparaat
sennosiden A+B	X-Praep®
Septanest®	articaïne+epinefrine
Septiquad®	didecyldimethylammonium
Septocoll E®	gentamicine
Septopal®	gentamicine
Seractil®	dexibuprofen
Serc (udh)	betahistine
Serdolect®	sertindol
Seresta®	oxazepam

Seretide®	salmeterol+fluticason
Serevent®	salmeterol
Serophene®	clomifeen
Seroquel®	quetiapine
Seroxat®	paroxetine
Serpasil (udh)	reserpine
sertindol	Serdolect®
Sertraline® (*stofnaam*)	Zoloft®
Serum-cholinesterase P (udh)	cholinesterase
Serum tegen botulisme 'NVI'®	botulisme-immunoglobuline
Serum tegen slangebeet (Europa) 'NVI'® (artsenverklaring)	slangenbeetimmunoglobuline
sesamolie (*stofnaam*)	oleum sesami
sevelamer	Renagel®
sevofluraan	Sevorane®
Sevorane®	sevofluraan
Sevredol (udh)	morfine
Sibelium®	flunarizine
sibutramine	Reductil®
Sicderma (udh)	houtteer
Sicorten (udh)	halometason
Sifrol®	pramipexol
sildenafil	Patrex (udh)
	Revatio® (uitsluitend bij pulmonale arteriële hypertensie)
	Viagra® (uitsluitend bij erectie-stoornissen)
Silicon®	dimeticon
Silkis®	calcitriol
Simplex antibiotisch cement colistine/ erytromycine®	colistine+erytromycine

Simplex antibiotisch cement tobramycine®	tobramycine
Simulect®	basiliximab
Simvastatine® (*stofnaam*)	Bozara (udh)
	Zocor®
simvastatine+izetimib	Inegy®
Sinaspril-Paracetamol®	paracetamol
Sinemet®	levodopa+carbidopa
Sinequan®	doxepine
Sinestic®	budesonide+formoterol
Sinex 'Vicks'®	oxymetazoline
Singulair®	montelukast
sinistrine	Inutest® (artsenverklaring)
Sinthrome (udh)	acenocoumarol
Sintrom (udh)	acenocoumarol
Siogen (udh)	chloorquinaldol
Sionon (udh)	sorbitol+saccharine
Siquil (udh)	triflupromazine
Sirdalud®	tizanidine
sirolimus	Rapamune®
	rapamycine
Siroxyl (udh), zie Mucodyne®	carbocisteïne
Skelid®	tiludroninezuur
Skenan SR®	morfine
slangenbeetimmunoglobuline	Serum tegen slangebeet (Europa) 'NVI'® (artsenverklaring)
Slow-K®	kaliumchloride
Smartdose®	natriumchloride
Sofradex®	dexamethason+framycetine+gramicidine
Soframycine (udh)	framycetine
Sofra-tulle (udh)	framycetine

Softaman (udh)	alcohol+propanol
Softenon (udh)	thalidomide
Sojaolie, gefractioneerd	Intralipid®
	Ivalip®
	Lipidem (udh)
	Lipofundin E (udh) (voorheen Lipofundin S)
	Lipovenös®
	Travamulsion (udh)
sojaolie, gefractioneerd+olijfolie, gezuiverd	ClinOleic®
Solcoseryl (udh)	kalverbloedextract, eiwitvrij
Soldactone (udh)	canrenoïnezuur
solifenacine	Vesicare®
Solu-Cortef®	hydrocortison
Solu-Medrol®	methylprednisolon
Solventes (udh)	ammoniumchloride+zoethoutpreparaat
Somatobiss (udh)	somatoreline
Somatofalk (udh)	somatostatine
somatoreline	GHRH 'Ferring'®
	GRF
	Somatobiss (udh)
somatostatine	GHRIH
	Somatofalk (udh)
	Somatostatine 'UCB'®
	Stilamin (udh)
Somatostatine 'UCB'®	somatostatine
somatropine	Genotropin®
	groeihormoon
	HGH
▶	Humatrope®

◀ somatropine

	Norditropin®
	NutropinAq®
	Zomacton®
Somatuline®	lanreotide
Somavert®	pegvisomant
Sonata (udh)	zaleplon
Soneryl (udh)	butobarbital
SonoVue®	zwavelhexafluoride
Sorbisterit® (Ca-zout)	polystyreensulfonzuur
sorbitol+docusinezuur	Klyx®
sorbitol+natriumlaurylsulfoacetaat	Microlax®
sorbitol+saccharine	Sionon (udh)
Sotacor®	sotalol
Sotalex (udh)	sotalol
Sotalol® (*stofnaam*)	Sotacor®
	Sotalex (udh)
Soventol (udh)	bamipine
Spalt N (udh)	paracetamol+coffeïne+fenazon
Sperti Preparation H®	biergistextract+haaienlevertraan
Spidifen®	ibuprofen
Spierifex (udh)	benorilaat
spiramycine	Rovamycine (udh)
spiritus	ethanol (*stofnaam*)
Spiriva®	tiotropium
Spironolacton® (*stofnaam*)	Aldactone®
Spongostan®	gelatine, absorbeerbaar
Sporanox®	itraconazol
Stadium®	dexketoprofen
Stafilex bruistabl. (udh) en chloor-tabl. (udh)	troclosen
Stafoxil (udh)	flucloxacilline

Stalevo®	levodopa+carbidopa+entacapone
Stamaril®	gelekoortsvaccin
stanozolol	Stromba (udh)
Starlix (udh)	nateglinide
stavudine	Zerit®
Stediril®	ethinylestradiol+levonorgestrel
Stemetil®	prochloorperazine
sterculiagom	Normacol®
sterculiagom+Rhamnus frangula-preparaat	Normacol plus (udh)
Steri-Gas®	ethyleenoxide
Sterilon®	chloorhexidine
Sterosan (udh)	chloorquinaldol
Stesolid®	diazepam
Stiemycin®	erytromycine
stikstofmosterd	chloormethine (*stofnaam*)
Stilamin (udh)	somatostatine
Stilbestrol (udh)	diëthylstilbestrol
Stilnoct®	zolpidem
Stimovul (udh)	epimestrol
Stocrin®	efavirenz
Stofilan (udh)	co-dergocrine
Stop Hemo (udh)	alginezuur
Strattera®	atomoxetine
Streptase®	streptokinase
streptodornase	dornase (*stofnaam*)
Streptofree 'Nattermann'®	dequalinium
streptokinase	Kabikinase (udh)
	Streptase®
streptokinase+dornase	Varidase (udh)
streptozocine	Zanosar® (artsenverklaring)

Streptuss bij kriebelhoest (udh)	noscapine
Streptuss bij vastzittende hoest® (voorheen Famel Broomhexine HCl)	broomhexine
strofantine G	ouabaïne (*stofnaam*)
Stromba (udh)	stanozolol
Stromectol®	ivermectine
strontiumranelaat	Protelos®
Structolipid®	triglyceriden, gestructureerd
Strumazol®	thiamazol
Stugeron (udh)	cinnarizine
Subcuvia®	immunoglobuline, normaal
Succinyl (udh)	suxamethonium
succinylcholine	suxamethonium (*stofnaam*)
succus liquiritiac	zoethoutpreparaat (*stofnaam*)
Sucralfaat® (*stofnaam*)	Ulcogant®
sucrose	saccharose (*stofnaam*)
Sufenta®	sufentanil
Sufentanil® (*stofnaam*)	Sufenta®
suiker	saccharose (*stofnaam*)
Sukrettine (udh)	cyclaminezuur+saccharine
Sukristol (udh)	saccharine
Sular (udh)	nisoldipine
sulconazol	Myk 1®
sulfacetamide	Albucid (udh)
sulfadicramide	Irgamid (udh)
sulfadimethoxine	Madribon (udh)
sulfadimidine (*stofnaam*)	sulfamethazine
sulfadoxine+pyrimethamine	Fansidar (udh)
sulfadoxine+pyrimethamine+ mefloquine	Fansimef (udh)
sulfafurazol	Gantrisin (udh)

sulfamethazine	sulfadimidine (*stofnaam*)
sulfamethizol	Lucosil (udh)
sulfamethoxazol+trimethoprim	Bactrimel®
	Co-trimoxazol®
	Eusaprim (udh)
	Sulfotrim (udh)
	Trimoxol (udh)
Sulfasalazine® (*stofnaam*)	Salazopyrine®
sulfinpyrazon	Enturen (udh)
Sulfotrim (udh)	co-trimoxazol
	trimethoprim+sulfamethoxazol
Sulindac® (*stofnaam*)	Clinoril (udh)
sulpiride	Dogmatil®
sulproston	Nalador®
sultiam	Ospolot®
Suma Tab D4®	trocloseen
sumatriptan	Imigran®
Supartz	hyaluronzuur
Superol®	oxychinoline
Suprane®	desfluraan
Suprecur (udh)	busereline
Suprefact®	busereline
Suprexon (udh)	guanethidine+epinefrine
Suprimal®	meclozine
Surazem®	diltiazem
surfactant	colfosceril (*stofnaam*)
Surgam®	tiaprofeenzuur
Surgicel®	cellulose, geoxideerd
Surmontil (udh)	trimipramine
Survanta®	colfosceril
Sustanon®	testosteron

Suxamethonium® (*stofnaam*) | Curalest®
 | Succinyl (udh)
 | succinylcholine
Sweet 'n Low (udh) | saccharine
Symbial (udh) | ureum+natriumchloride
Symbicort® | budesonide+formoterol
Symmetrel® | amantadine
Symoron® | methadon
Synacthen® | tetracosactide
Synadrin (udh) | prenylamine
Synagis® | palivizumab
Synalar (udh) | fluocinolonacetonide
Synalar Bi-otic (udh) | fluocinolonacetonide+neomycine+
 | polymyxine B
Synalar + D.B.O. (udh) | fluocinolonacetonide+broxyquinoline
Synapause-E 3® | estriol
Synarel® | nafareline
Synercid (udh) | quinupristine+dalfopristine
Syntaris® | flunisolide
Syntocinon® | oxytocine
Synvisc® | hyaluronzuur
Syscor (udh) | nisoldipine
Systen® | estradiol

T

T_3	liothyronine (*stofnaam*)
T_4	levothyroxine (*stofnaam*)
Tabotamp (udh)	cellulose, geoxideerd
TachoSil®	fibrinogeen+trombine
Tacitin (udh)	benzoctamine
tacrine (*stofnaam*)	Cognex
tacrolimus	Prograft®
	Protopic®
tadalafil	Cialis®
Tagamet®	cimetidine
Takus (udh)	ceruletide
Taloxa®	felbamaat
Tambocor®	flecaïnide
Tamiflu®	oseltamivir
Tamoplex (udh)	tamoxifen
Tamoxifen® (*stofnaam*)	Nolvadex®
	Tamoplex (udh)
	Tamoxifen®
Tamsulosine® (*stofnaam*)	Omnic®
Tanderil (udh)	oxyfenbutazon
Tanganil (udh)	acetylleucine
Tannalbin (udh)	tannalbumine

tannalbumine	Entosorbine-N®
	Tannalbin (udh)
	Tendosimol (udh)
Tantum®	benzydamine
Tarceva®	erlotinib
Targocid®	teicoplanine
Targretin®	bexaroteen
Tarivid®	ofloxacine
Tarka®	trandolapril+verapamil
Tasmar (udh)	tolcapon
tasonermine	Beromun (udh)
Tauredon®	aurothiobarnsteenzuur
taurolidine	Taurolin®
Taurolin®	taurolidine
Tavanic®	levofloxacine
Tavegil®	clemastine
Tavonin®	Ginkgo bilobapreparaat
Taxilan (udh)	perazine
Taxol®	paclitaxel
Taxotere®	docetaxel
tazobactam+piperacilline	Tazocin®
Tazocin®	tazobactam+piperacilline
TCGF	aldesleukine (*stofnaam*)
Te Anatoxal 'Berna' (udh)	tetanusvaccin
Te Anatoxal + Tetuman 'Berna' (udh)	tetanusvaccin+tetanusimmunoglobuline
Tears Plus®	polyvinylalcohol+polyvidon
tegafur+uracil	UFT®
Tegodor NL (udh)	didecyldimethylammonium+ formaldehyde+glutaral
Tegretol®	carbamazepine
teicoplanine	Targocid®

tekenencefalitisvaccin	FSME-Immun®
Telebrix®	joxitalaminezuur
Telfast®	fexofenadine
telmisartan	Kinzalmono®
	Micardis®
telmisartan+hydrochloorthiazide	Kinzalkomb®
	MicardisPlus®
Telzir®	fosamprenavir
Temazepam® (*stofnaam*)	Euhypnos (udh)
	Levanxol (udh)
	Normison®
	Normitab (udh)
Temesta®	lorazepam
Temgesic®	buprenorfine
temocapril	Acecor (udh)
Temodal®	temozolomide
temozolomide	Temodal®
Tempocoll (udh)	collageen
Tendosimol (udh)	tannalbumine
tenecteplase	Metalyse®
tenidap (*stofnaam*)	Enablex
teniposide	VM 26
	Vumon®
tenofovir	Viread®
Tenoretic®	atenolol+chloortalidon
Tenormin®	atenolol
tenoxicam	Tilcotil (udh)
Tensilon (udh)	edrofonium
Teoptic®	carteolol
Terazosine® (*stofnaam*)	Hytrin®
Terbasmin®	terbutaline

Terbinafine® (*stofnaam*)	Lamisil®
terbutaline	Bricanyl®
	Terbasmin®
terconazol	Gyno-Terazol (udh)
Terfenadine® (*stofnaam*)	Allergin (udh)
	Triludan (udh)
Terfluzine (udh)	trifluoperazine
teriparatide	Forsteo®
terlipressine	Glypressin®
Teronac (udh)	mazindol
Terra-Cortril (udh)	oxytetracycline+hydrocortison
Terra-Cortril met polymyxine-B®	oxytetracycline+hydrocortison+
	polymyxine B
Terralin®	benzalkonium+fenoxypropanol
Terramycine (udh)	oxytetracycline
Terramycin met polymyxine-B (udh)	oxytetracycline+polymyxine B
tertatolol	Artex (udh)
Teslac® (artsenverklaring)	testolacton
Teslascan®	mangafodipir
Tessalon (udh)	benzonataat
Testim®	testosteron
Testoderm (udh)	testosteron
testolacton	Teslac® (artsenverklaring)
testosteron	Andriol®
	Androgel®
	Sustanon®
	Testim®
	Testoderm (udh)
	Testotop TTS (udh)
	Testoviron-depot (udh)
Testotop TTS (udh)	testosteron

Testoviron-depot (udh)	testosteron
tetanusimmunoglobuline	Antitetanusserum (dierlijk)
	TetaQuin® (menselijk) (voorheen Tetanusimmunoglobuline 'RIVM')
	Tetuman 'Berna' (menselijk) (udh)
tetanusimmunoglobuline+tetanusvaccin	Te Anatoxal + Tetuman 'Berna' (udh)
	Tetanusimmunoglobuline en Tetanusvaccin 'NVI'®
Tetanusimmunoglobuline en Tetanusvaccin 'NVI'®	tetanusimmunoglobuline+tetanusvaccin
tetanusvaccin	Te Anatoxal 'Berna' (udh)
	Tetanusvaccin 'NVI'®
	Tetavax (udh)
Tetanusvaccin 'NVI'®	tetanusvaccin
TetaQuin® (menselijk) (voorheen Tetanusimmunoglobuline 'RIVM')	tetanusimmunoglobuline
Tetavax (udh)	tetanusvaccin
Tetoman (udh)	tetrabenazine
tetrabenazine	Nitoman (udh)
	Tetoman (udh)
	Tetrabenazine 'Cambridge Laboratories'® (artsenverklaring)
Tetrabenazine 'Cambridge Laboratories'® (artsenverklaring)	tetrabenazine
tetracosactide	Cortrosyn (udh)
	Synacthen®
Tetracycline® (*stofnaam*)	Tetrarco (udh)
tetradecylzwavelzuur	Trombovar (udh)
Tetrarco (udh)	tetracycline
tetryzoline	Constrilia (udh)
	Visine (udh)

Tetuman 'Berna' (menselijk) (udh)	tetanusimmunoglobuline
Teveten®	eprosartan
Teveten Plus®	eprosartan+hydrochloorthiazide
TFT-Ophtiole®	trifluridine
Thalamonal (udh)	fentanyl+droperidol
thalidomide	Softenon (udh)
	Thalidomide 'Grünenthal' (udh)
Thalidomide 'Grünenthal' (udh)	thalidomide
THAM	trometamol (*stofnaam*)
THC, delta-9-	dronabinol (*stofnaam*)
theïne	coffeïne (*stofnaam*)
Theo 2 (udh)	theofylline
theofylline	aminofylline
	Euphyllin (udh)
	Euphylong (udh)
	Pediaphylline PL (udh)
	Pharphylline (udh)
	Theo 2 (udh)
	Theolair®
	Theolin (udh)
	Unilair (udh)
Theolair®	theofylline
Theolin (udh)	theofylline
Theradol (udh)	tramadol
Theranal® (voorheen Zwitsanal zalf)	zinkoxide+lidocaïne+bismutsubnitraat
Thermosept ED®	glutaral
thiabendazol	tiabendazol (*stofnaam*)
thiamazol	Strumazol®
Thiamine® (*stofnaam*)	aneurini hydrochloridum
	vitamine B1
thiamine+pyridoxine	Princi B1+B6 (udh)

thiamine+pyridoxine+cyanocobalamine	Neurobion®
	vitamine B1-B6-B12
thiazinamium	Multergan (udh)
thiëthylperazine	Torecan (udh)
Thilo-tears®	carbomeer
Thioctan (udh)	liponzuur
thiopental	Nesdonal (udh)
	Pentothal®
thiopropazaat	Dartal (udh)
thioproperazine	Majeptil (udh)
thioridazine	Meleril (udh)
	Melleretten (udh)
	Melleril (udh)
thiotepa	Ledertepa®
thiram	Nobecutan (udh)
Thromboliquine (udh)	heparine
thymocytenimmunoglobuline	lymfocytenimmunoglobuline
	Lymphoglobuline® (paard)
	Thymoglobuline® (konijn)
Thymoglobuline® (konijn)	thymocytenimmunoglobuline
thymoxamine	moxisylyt (*stofnaam*)
Thyranon (udh)	schildklierpoeder
Thyrax®	levothyroxine
Thyrogen®	thyrotropine alfa
thyrotropine alfa	Thyrogen®
tiabendazol	Mintezol (udh)
	thiabendazol
Tiadil®	diltiazem
Tiapridal®	tiapride
tiapride	Tiapridal®
tiaprofeenzuur	Surgam®

tibolon	Boltin®
	Livial®
ticaïnide	Tonocard (udh)
ticarcilline	Ticarpen (udh)
ticarcilline+clavulaanzuur	Timentin (udh)
Ticarpen (udh)	ticarcilline
Ticlid (udh)	ticlopidine
ticlopidine	Ticlid (udh)
Tiënam®	imipenem+cilastatine
Tijm®	tijmpreparaat
Tijm comp.®	tijmpreparaat+wilde-tijmpreparaat
tijmpreparaat	Tijm®
tijmpreparaat+wilde-tijmpreparaat	Tijm comp.®
Tikosyn (udh)	dofetilide
tilactase, neutraal	Kerulac®
tilactase, zuur	Kerutabs®
Tilade®	nedocromil
Tilavist®	nedocromil
Tilcotil (udh)	tenoxicam
Tildiem®	diltiazem
tiludroninezuur	Skelid®
Timentin (udh)	ticarcilline+clavulaanzuur
Timo-COMOD®	timolol
Timolol® (*stofnaam*)	Blocadren (udh)
	Loptomit®
	Nyogel®
	Nyolol (udh)
	Timo-COMOD®
	Timoptol®
timolol+bendroflumethiazide	Prestim (udh)
timolol+dorzolamide	Cosopt®

timolol+hydrochloorthiazide+amiloride	Moducren (udh)
timolol+latanoprost	Xalacom®
timolol+pilocarpine	Timpilo (udh)
Timoptol®	timolol
Timpilo (udh)	timolol+pilocarpine
Tinagel (udh)	benzoylperoxide
tinctura opii crocata	laudanum
	opiumpreparaat (*stofnaam*)
tinidazol	Fasigyn (udh)
Tinset®	oxatomide
Tintorine (udh)	salicylzuur+melkzuur
tinzaparine	Innohep®
	Logiparine (udh)
tioguanine	Lanvis®
tiopronine	Captimer®
tiotixeen	Navane (udh)
tiotropium	Spiriva®
tipranavir	Aptivus®
tirofiban	Aggrastat®
Tiutol KF (udh)	natriumhypochloriet
tixocortol	Pivalone (udh)
	Rectovalone (udh)
tizanidine	Sirdalud®
TOBI®	tobramycine
Tobrabact (udh)	tobramycine
Tobradex®	dexamethason+tobramycine
Tobramycine® (*stofnaam*)	Nebcin (udh)
	Obracin®
	Simplex antibiotisch cement
	tobramycine®
▶	TOBI®

◄ Tobramycine® (*stofnaam*)   Tobrabact (udh)
                                    Tobrex®
Tobrex®   tobramycine
tocaïnide   Tonocard®
Tocoferol, dl-α-® (*stofnaam*)   Davitamon E (udh)
                                    vitamine E
tocoferol, dl-α-+retinol   Dagravit A-E Forte (udh)
Tofranil (udh)   imipramine
Toilax (udh)   bisacodyl
tolazamide   Tolinase (udh)
Tolbutamide® (*stofnaam*)   Artosin (udh)
                                    Rastinon (udh)
tolcapon   Tasmar (udh)
Tolectin (udh)   tolmetine
tolfenaminezuur   Clotam (udh)
                                    Rociclyn (udh)
Tolinase (udh)   tolazamide
tolmetine   Tolectin (udh)
tolterodine   Detrusitol®
Tolvon®   mianserine
Tomudex®   raltitrexed
Tonicum®   coffeïne+natriumdiwaterstoffosfaat
Tonocard (udh)   tocaïnide
Topamax®   topiramaat
Topicorte®   desoximetason
topiramaat   Epitomax®
                                    Topamax®
Toplexil®   oxomemazine+guaifenasine+
                                        benzoëzuur
Toposin®   etoposide
topotecan   Hycamtin®

Topsyne (udh)	fluocinonide
torasemide	Torem (udh)
Torecan (udh)	thiëthylperazine
Torem (udh)	torasemide
Tosion Retard (udh)	dextromethorfan
tosylchlooramide	chlooramine
	Halamid-d®
	Halapur (udh)
Toxogonin®	obidoxim
t-PA	alteplase (*stofnaam*)
TPA	alteplase (*stofnaam*)
Tracleer®	bosentan
Tracrium®	atracurium
Tractocile®	atosiban
Tradonal®	tramadol
Trafloxal®	ofloxacine
Tramadol® (*stofnaam*)	Theradol (udh)
	Tradonal®
	Tramagetic®
	Tramal®
tramadol+paracetamol	Zaldiar®
Tramagetic®	tramadol
Tramal®	tramadol
tramazoline	Bisolnasal (udh)
	Rhinospray (udh)
Trancopal (udh)	chloormezanon
Trandate®	labetalol
trandolapril	Gopten®
trandolapril+verapamil	Tarka®
tranexaminezuur	Cyklokapron®
Transiderm-Nitro®	nitroglycerine

Transtec®	buprenorfine
Tranxène®	clorazepinezuur
tranylcypromine	Parnate® (artsenverklaring)
Trasicor (udh)	oxprenolol
trastuzumab	Herceptin®
Trasylol®	aprotinine
Trausabun (udh)	melitraceen
Travamulsion (udh)	sojaolie, gefractioneerd
Travatan®	travoprost
Travert (udh)	invertsuiker
Travogen (udh)	isoconazol
travoprost	Travatan®
trazodon	Trazolan®
Trazolan®	trazodon
Trekzalf Daroderm®	ichthammol
trekzalf, gele	loodpleister (*stofnaam*)
trekzalf, zwarte	ichthammol (*stofnaam*)
Tremaril (udh)	metixeen
Tremblex®	dexetimide
Trental®	pentoxifylline
trepostinil	Remodulin®
tretinoïne	Acid A vit®
	retinoïnezuur
	retinoïnezuur, all-trans
	Vesanoid (udh)
	vitamine A-zuur
TRF	protireline (*stofnaam*)
TRH	protireline (*stofnaam*)
Triagynon (udh)	ethinylestradiol+levonorgestrel
Triamcinolon® (*stofnaam*)	Kenacort (udh)
	Ledercort (udh)

triamcinolon+salicylzuur	Triamcinolon comp. FNA
Triamcinolonacetonide® (*stofnaam*)	Albicort (udh)
	Delphi (udh)
	Kenacort-A®
	Nasacort®
triamcinolonacetonide+azijnzuur	Zure oordruppels-triamcinolonacetonide FNA
triamcinolonacetonide+lidocaïne	TriAnal®
	Will-Anal (udh)
triamcinolonacetonide+salicylzuur	Albicort compositum (udh)
	Kenalog (udh)
triamcinolonhexacetonide	Lederspan (udh)
Triamtereen® (*stofnaam*)	Dytac (udh)
Triamtereen-Epitizide® (*stofnaam*)	Dyta-Urese®
	Epitriam (udh)
Triamtereen-Hydrochloorthiazide® (*stofnaam*)	Dyazide (udh)
	Dytenzide®
TriAnal®	triamcinolonacetonide+lidocaïne
Triapin (udh)	felodipine+ramipril
triazolam	Halcion (udh)
triclosan	Cidal®
Tricomponent Acellulair Pertussis Vaccine 'SKB-Biologicals'®	kinkhoestvaccin
trifluoperazine	Terfluzine (udh)
triflupromazine	Siquil (udh)
trifluridine	TFT-Ophtiole®
triglyceriden, gestructureerd	Structolipid®
Trigynon®	ethinylestradiol+levonorgestrel
trihexyfenidyl	Artane®
trijoodthyronine	liothyronine (*stofnaam*)
Trilafon (udh)	perfenazine

Trileptal®	oxcarbazepine
Triludan (udh)	terfenadine
trimetafan	Arfonad (udh)
trimethadion	Absentol (udh)
Trimethoprim® (*stofnaam*)	Monotrim®
	Wellcoprim (udh)
trimethoprim+sulfamethoxazol	Bactrimel®
	Co-trimoxazol®
	Eusaprim (udh)
	Sulfotrim (udh)
	Trimoxol (udh)
trimethoprim+sulfametrol	Lidatrim®
trimetrexaat	Neutrexin (udh)
Tri-Minulet (udh)	ethinylestradiol+gestodeen
trimipramine	Surmontil (udh)
Trimoxol (udh)	co-trimoxazol
	trimethoprim+sulfamethoxazol
Trinipatch (udh)	nitroglycerine
Trinordiol®	ethinylestradiol+levonorgestrel
TriNovum®	ethinylestradiol+norethisteron
Triodeen®	ethinylestradiol+gestodeen
tripelennamine	Azaron®
triprolidine	Pro-Actidil (udh)
triptoreline	Decapeptyl®
	Pamorelin®
tris	trometamol (*stofnaam*)
Trisenox®	arseentrioxide
Trisequens®	estradiol+norethisteron
Trisporal®	itraconazol
Tritace®	ramipril
Tritazide®	ramipril+hydrochloorthiazide

Trizivir®	zidovudine+lamivudine+abacavir
trocloseen	Actisan-5L®
	Amochlor (udh)
	Bakta Desinfektietabletten®
	Cetamet W12 (udh)
	Hytox chloor T (udh)
	Medicarine®
	Melpool 63/G®
	Melquick®
	P3-desinfecto®
	P3-desinfektietabletten (udh)
	Stafilex bruistabl. (udh) en chloortabl. (udh)
	Suma Tab D4®
trolamine-oleylpeptide	Xerumenex (udh)
tromantadine	Viru-Merz (udh)
trombine E	fibrinolysine (*stofnaam*)
Trombovar (udh)	tetradecylzwavelzuur
trometamol	THAM
	tris
Tropicamide® (*stofnaam*)	Mydriaticum (udh)
	Tropicamide Monofree®
Tropicamide Monofree®	tropicamide
tropisetron	Novaban®
trovafloxacine	Trovan oraal (udh)
Trovan IV (udh)	alatrofloxacine
Trovan oraal (udh)	trovafloxacine
Trusopt®	dorzolamide
Truxal®	chloorprotixeen
Tryptizol®	amitriptyline

tuberculine	Mantouxtest
	Tuberculine PPDRT23 'SSI'®
Tuberculine PPDRT23 'SSI'®	tuberculine
tubocurarine	Curarin (udh)
Tuclase®	pentoxyverine
tumenol-ammonium	ichthammol (*stofnaam*)
Tussefan (udh)	fedrilaat
Tussefan expectorans (udh)	fedrilaat+guaifenesine
Tween 80	polysorbaat 80 (*stofnaam*)
Twinrix Adult®	hepatitis-A-vaccin+hepatitis-B-vaccin
Twist'n Fill desinfectant (udh)	didecyldimethylammonium
tyfusvaccin	zie buiktyfusvaccin
Typherix®	buiktyfusvaccin
Typhim Vi®	buiktyfusvaccin

U

Ubretid®	distigmine
UFT®	tegafur+uracil
Ukidan (udh)	urokinase (*stofnaam*)
Ulcogant®	sucralfaat
Ultacit®	hydrotalciet
Ultiva®	remifentanil
Ultracain D-S®	articaïne+epinefrine
Ultracain Hyperbaar (udh)	articaïne
Ultracortenol®	prednisolon
Ultralan®	fluocortolon
Ultraproct (udh)	fluocortolon+cinchocaïne
Ultratard (udh)	zinkinsuline, kristallijn
Ultrathon (udh)	diëthyltoluamide
Ultravist®	jopromide
Unakalm (udh)	ketazolam
Unguentum leniens FNA	Koelzalf FNA
Unibloc (udh)	atenolol
Unidox (udh)	doxycycline
Unilair (udh)	theofylline
Union-nox (udh)	cyclobarbital
Uprima (udh)	apomorfine
Uracyst-S®	chondroïtinezwavelzuur
urapidil	Ebrantil®

Urbadan (udh)	clobazam
Urecholine (udh)	bethanechol
ureum	Alphadrate (udh)
	Calmurid®
	Nutraplus (udh)
ureum+hydrocortison	Alphacortison (udh)
	Calmurid HC®
ureum+natriumchloride	Symbial (udh)
Uridurine (udh)	nifurtoïnol
Urion®	alfuzosine
Urispas®	flavoxaat
Urocedulamin (udh)	methenamine
Uroflex (udh)	chloorhexidine
urofollitropine	Follegon (udh)
	Metrodin HP (udh)
Urogliss®	chloorhexidine+lidocaïne
Urogliss-S®	chloorhexidine
Urografin®	amidotrizoïnezuur
urokinase	Medacinase®
	Ukidan (udh)
	Urokinase 'Kabi'®
Urokinase 'Kabi'®	urokinase
Urombrine (udh)	jodamide
Uromitexan®	mercapto-ethaansulfonzuur
Urovison (udh)	amidotrizoïnezuur
Uroxatral®	alfuzosine
Ursochol®	ursodeoxycholzuur
Ursodeoxycholzuur® (*stofnaam*)	Ursochol®
	Ursofalk®
Ursofalk®	ursodeoxycholzuur

V

Vaditon®	fluvastatine
Vagifem®	estradiol
valaciclovir	Zelitrex®
Valcyte®	valganciclovir
valdecoxib	Bextra (udh)
Valdispert®	valeriaanpreparaat
valepotriaat	Nervex (udh)
	Sanox-N® (udh)
	Valmane (udh)
valeriaan	valeriaanpreparaat
valeriaanpreparaat	Calmolan (udh)
	Valdispert®
	Valeriaan®
	Valeriaantinctuur 'Tendo'®
Valeriaantinctuur 'Tendo'®	valeriaanpreparaat
valganciclovir	Valcyte®
Valium®	diazepam
Valmane (udh)	valepotriaat
valnoctamide	Nirvanil (udh)
Valproïnezuur® (*stofnaam*)	Convulex (udh)
	Depakine®
	Orfiril®
	Propymal®

valsartan	Diovan®
valsartan+hydrochloorthiazide	Co-Diovan®
	Cotareg®
Vancocin CP®	vancomycine
Vancomycine® (*stofnaam*)	Vancocin CP®
Vaposiroop bij droge hoest 'Vicks'®	dextromethorfan
Vaqta®	hepatitis-A-vaccin
vardenafil	Levitra®
varicellazosterimmunoglobuline	Varicellon (udh)
	VariQuin® (voorheen Varicellazoster-immunoglobuline 'CLB')
	waterpokkenimmunoglobuline
Varicellazosterimmunoglobuline 'CLB', zie VariQuin®	varicellazosterimmunoglobuline
Varicellon (udh)	varicellazosterimmunoglobuline
Varidase (udh)	dornase+streptokinase
VariQuin® (voorheen Varicellazoster-immunoglobuline 'CLB')	varicellazosterimmunoglobuline
Vascase®	cilazapril
Vascase Plus (udh)	cilazapril+hydrochloorthiazide
Vasoplant (udh)	Hamamelispreparaat+paardekastanje-preparaat
vasopressine (*stofnaam*)	ADH
Vasopressine 'Sandoz' (udh)	lypressine
Vasurix-polyvidone (udh)	acetrizoïnezuur
Vaxigrip®	influenzavaccin
Vectavir koortslipcrème®	penciclovir
vecuronium	Norcuron®
Velbe (udh)	vinblastine
Velcade®	bortezomib
Velosef®	cefradine

Velosulin®	insuline, gewoon
Venalot (udh)	rutoside+Melilotusextract
Vendarcin (udh)	oxytetracycline
venlafaxine	Efexor®
Venofer®	ferrioxidesaccharaat
Venofundin®	hydroxyethylzetmeel
Venoplant (udh)	Hamamelispreparaat+paardekastanje-preparaat
Venoruton®	hydroxyethylrutosiden
Ventavis®	iloprost
Ventolin®	salbutamol
Vepesid®	etoposide
Verapamil® (*stofnaam*)	Geangin (udh)
	Isoptin®
verapamil+trandolapril	Tarka®
Vercyte (udh)	pipobroman
Vermox®	mebendazol
verteporfine	Visudyne®
Vesanoid (udh)	tretinoïne (*stofnaam*)
Vesicare®	solifenacine
Vesix (udh)	furosemide
Vesparax (udh)	brallobarbital+secobarbital+hydroxyzine
ve-tsin	glutaminezuur (*stofnaam*)
vette olie, bevattende retinol+colecalciferol+glyceriden van onverzadigde vetzuren	levertraan (*stofnaam*)
vetzuurethylesters, gejodeerd	gejodeerde olie
	Lipiodol ultra-fluide®
Vexol®	rimexolon
Vfend®	voriconazol

Viagra® (uitsluitend bij erectiestoornis)	sildenafil
Viani (udh)	salmeterol+fluticason
Viarin (udh)	beclometason
Viazem SR (udh)	diltiazem
Vibramycin®	doxycycline
Vibra-S (udh)	doxycycline
Vicrom (udh)	cromoglicinezuur
Videx®	didanosine
Vidisic Carbogel® (voorheen Vidisic®)	carbomeer
Vidisic PVP Ophtiole®	povidon
vier-stollingsfactorenconcentraat	protrombinecomplex (*stofnaam*)
vigabatrine	Sabril®
Vilan (udh)	nicomorfine
vinblastine	Blastivin®
	Velbe (udh)
Vincristine® (*stofnaam*)	Oncovin (udh)
vindesine	Eldisine (udh)
vinorelbine	Navelbine®
vinylbital	Bykonox (udh)
Vioform (udh)	clioquinol
Vioxx (udh)	rofecoxib
Viracept®	nelfinavir
ViraferonPeg	peginterferon alfa (2b)
Viramune®	nevirapine
Virazole®	ribavirine
Viread®	tenofovir
Viru-Merz (udh)	tromantadine
Visadron®	fenylefrine
Viscoat®	hyaluronzuur+chondroïtinezwavelzuur
Viscorneal®	hyaluronzuur
Viscoseal®	hyaluronzuur

Visine (udh)	tetryzoline
Visiol®	hyaluronzuur
Visipaque®	jodixanol
Viskaldix (udh)	pindolol+clopamide
Viskeen®	pindolol
Vismed®	hyaluronzuur
Vistide®	cidofovir
Visudyne®	verteporfine
VitAcare®	retinol
vitamine A	retinol (*stofnaam*)
Vitamine AD3 oleosum (udh)	retinol+colecalciferol
vitamine A-zuur	tretinoïne (*stofnaam*)
vitamine A-zuur, 13-cis	isotretinoïne (*stofnaam*)
vitamine B1	thiamine (*stofnaam*)
vitamine B1-B6-B12	thiamine+pyridoxine+cyanocobalamine (*stofnaam*)
vitamine B2	riboflavine (*stofnaam*)
vitamine B3	nicotinamide (*stofnaam*)
vitamine B5	pantotheenzuur (*stofnaam*)
vitamine B6	pyridoxine (*stofnaam*)
vitamine B6+vitamine B11+ vitamine B12	Cardox
vitamine B7	biotine (*stofnaam*)
vitamine B11	foliumzuur (*stofnaam*)
vitamine B12	cyanocobalamine (*stofnaam*)
vitamine B12a	hydroxocobalamine (*stofnaam*)
vitamine B12b	hydroxocobalamine (*stofnaam*)
vitamine C	ascorbinezuur (*stofnaam*)
vitamine D2	ergocalciferol (*stofnaam*)
vitamine D3	colecalciferol (*stofnaam*)
vitamine E	tocoferol, dl-α- (*stofnaam*)

vitamine G	riboflavine (*stofnaam*)
vitamine H	biotine (*stofnaam*)
vitamine K1	fytomenadion (*stofnaam*)
vitamine K3	menadion (*stofnaam*)
vitamine P4	hydroxyethylrutosiden (*stofnaam*)
vitamine PP	nicotinamide (*stofnaam*)
	nicotinezuur (*stofnaam*)
Vitrasert	ganciclovir
Vitravene (udh)	fomivirsen
Vitrax II®	hyaluronzuur
Vividrin®	cromoglicinezuur
Vivotif®	buiktyfusvaccin
vlozaad	Plantago psylliumpreparaat (*stofnaam*)
vlozaad, Indisch	Plantago ovatapreparaat (*stofnaam*)
VM 26	teniposide (*stofnaam*)
Volcolon®	Plantago ovatapreparaat
Voltaren®	diclofenac
Voluven®	hydroxyethylzetmeel
Von Willebrandfactor-SD (udh)	factor VIII+Von Willebrandfactor
Von Willebrandfactor+factor VIII	Haemate P®
	Immunate®
	Von Willebrandfactor-SD (udh)
voriconazol	Vfend®
VoriNa®	folinezuur
VP 16213	etoposide (*stofnaam*)
Vumon®	teniposide

Wartec®	podofyllotoxine
water (*stofnaam*)	aqua communis
waterpokkenimmunoglobuline	varicellazosterimmunoglobuline (*stofnaam*)
Wavicide (udh)	glutaral
Wellcoprim (udh)	trimethoprim
Wellvone®	atovaquon
Whitfields opl., crème en zalf	benzoëzuur+salicylzuur
Will-Anal (udh)	triamcinolonacetonide+lidocaïne
Willospon®	gelatine, absorbeerbaar
Willospon-Forte®	collageen
Witte Kruis®	paracetamol+coffeïne
Witte Leem, A. Vogel's (udh)	kaolien
wolvet (*stofnaam*)	adeps lanae
wonderolie	ricinuspreparaat (*stofnaam*)
Wormkuur mebendazol®	mebendazol
Wrattenstift 'Koh-I-Noor' (udh)	salicylzuur

Xagrid®	anagrelide
Xalacom®	latanoprost+timolol
Xalatan®	latanoprost
Xanax®	alprazolam
xantinolnicotinaat	Complamin®
Xatral®	alfuzosine
Xeloda®	capecitabine
Xenetix®	jobitridol
Xenical®	orlistat
Xerumenex (udh)	trolamine-oleylpeptide
Xigris®	drotrecogine alfa, geactiveerd
Xolair®	omalizumab
X-Praep®	sennosiden A+B
Xylocaine®	lidocaïne
Xylocaïne-Adrenaline®	lidocaïne+epinefrine
Xylocaïne-glucose (udh)	lidocaïne+glucose
Xylocard (udh)	lidocaïne
Xylo-COMOD (udh)	xylometazoline
Xylometazoline® (*stofnaam*)	Kinderneusdruppels/spray voor verstopte neus xylometazoline HCl®
	Neusdruppels/spray voor verstopte neus xylometazoline HCl®

Z

Zaditen®	ketotifen
Zafen®	ibuprofen
zalcitabine	DDC
	Hivid®
Zaldiar®	tramadol+paracetamol
zaleplon	Sonata (udh)
zanamivir	Relenza®
Zanidip (udh)	lercanidipine
Zanosar® (artsenverklaring)	streptozocine
Zantac®	ranitidine
Zarator®	atorvastatine
Zarontin (udh)	ethosuximide
Zartra (udh)	imiquimod
Zavedos®	idarubicine
Zavesca®	miglustat
Zeffix®	lamivudine
Zelitrex®	valaciclovir
zemelenpreparaat	Fiberform®
Zemplar®	paricalcitol
Zenalosyn (udh)	oxymetholon
Zenapax®	daclizumab
Zerit®	stavudine
Zestoretic®	lisinopril+hydrochloorthiazide

Zestril®	lisinopril
Ziagen®	abacavir
ziconotide	Prialt®
zidovudine	AZT
	Retrovir AZT®
zidovudine+lamivudine	Combivir®
zidovudine+lamivudine+abacavir	Trizivir®
zilvernitraat (*stofnaam*)	helse steen
zilverproteïne (*stofnaam*)	protargol
Zilversulfadiazine® (*stofnaam*)	Flammazine®
zilversulfadiazine+cerium-(III)nitraat	Flammacerium®
Zimycan®	miconazol
Zinacef®	cefuroxim
Zincfrin (udh)	fenylefrine+zinksulfaat
Zineryt®	erytromycine
Zinkchloride-aluin FNA	aluminiumkaliumsulfaat+zinkchloride
zinkinsuline, amorf en kristallijn	Monotard®
zinkinsuline, kristallijn	Humuline Zink (udh)
	Ultratard (udh)
Zinkolie®	zinkoxide
Zinkoxide® (*stofnaam*)	Zinkolie®
	Zinkzalf (udh)
	Zinkzalf Daroderm®
zinkoxide+bismuthydroxide	Contra haemorrhoides, zetpil 'Pharbita'®
zinkoxide+bismutsubgallaat	Anusol (udh)
	Contra haemorrhoides®, zetpil
zinkoxide+bismutsubgallaat+lidocaïne	Anaestheticum®
zinkoxide+bismutsubnitraat+lidocaïne	Theranal® (voorheen Zwitsanal)
zinkoxide+calamine+fenol	Calaminelotion FNA
zinkoxide+calciumhydroxide	Zinkoxide/kalkwater FNA
	ZOK-zalf FNA

Zinkoxide/kalkwater FNA	zinkoxide+calciumhydroxide
zinkoxide+pramocaïne	Nestosyl®
zinkoxide+talk	Lotio alba FNA
	Schudmixtuur FNA
	Zinkoxideschudsel FNA
zinkoxide+talk+ethanol	Lotio alba spirituosa FNA
	Schudmixtuur, spiritueus FNA
	Zinkoxideschudsel, alcoholisch FNA
Zinkoxideschudsel FNA	zinkoxide+talk
Zinkoxideschudsel, alcoholisch FNA	zinkoxide+talk+ethanol
Zinkzalf (udh)	zinkoxide
Zinkzalf Daroderm®	zinkoxide
Zinnat®	cefuroxim
Zinolium Aciclovir®	aciclovir
Zithromax®	azitromycine
Zocor®	simvastatine
zoethoutpreparaat	drop
	succus liquiritiae
zoethoutpreparaat+anijspreparaat+ ammoniumchloride	Hoestdrank FNA
	Resolvens, mixtura FNA
zoethoutpreparaat+carrageenpreparaat	Carrageenaftreksel, samengesteld FNA
Zofenil (udh)	zofenopril
zofenopril	Zofenil (udh)
	Zofil®
	Zopranol (udh)
Zofil®	zofenopril
Zofran®	ondansetron
ZOK-zalf FNA	zinkoxide+calciumhydroxide
Zoladex®	gosereline
zoledroninezuur	Zometa®
zolmitriptan	Zomig®

Zoloft®	sertraline
Zolpidem® (*stofnaam*)	Stilnoct®
Zomacton®	somatropine
Zometa®	zoledroninezuur
Zomig®	zolmitriptan
Zopiclon® (*stofnaam*)	Imovane®
Zopranol (udh)	zofenopril
zoutzuur	betaïnehydrochloride
	Julapium
Zovirax®	aciclovir
Zoxan®	doxazosine
zuclopentixol	Cisordinol®
	Clopixol®
zuiveringszout	natriumwaterstofcarbonaat (*stofnaam*)
Zumenon®	estradiol
Zumeston (udh)	estradiol+dydrogesteron
Zure oordruppels FNA	azijnzuur
Zure oordruppels-hydrocortison FNA	azijnzuur+hydrocortison
Zure oordruppels-triamcinolon-acetonide FNA	azijnzuur+triamcinolonacetonide
zwavelhexafluoride	SonoVue®
Zwitsalax/n (udh)	bisacodyl
Zwitsanal (udh), zie Theranal®	zinkoxide+lidocaïne+bismutsubnitraat
Zyban®	bupropion
Zyloric®	allopurinol
Zymafluor®	natriumfluoride
Zyntabac®	bupropion
Zyprexa®	olanzapine
Zyrtec®	cetirizine
Zyvoxid®	linezolid

Printed in the United States
By Bookmasters